AF747938

Les médecines à travers les réseaux sociaux

Journal d'une patiente

Nadine STREIT

Les médecines à travers les réseaux sociaux

Journal d'une patiente

L'Harmattan

5-7, rue de l'École-Polytechnique, 75005 Paris
www. harmattan.com
diffusion.harmattan@wanadoo.fr
harmattan1@wanadoo.fr
ISBN : 978-2-343-08852-5
EAN : 9782343088525

Remerciements

Mes remerciements à ma mère, mon inépuisable supporter ; sans toi, ce travail serait resté inachevé.

Je tiens à remercier également Francis Lesourd, mon directeur de mémoire de master, pour son excellent soutien et ses bonnes critiques.

Un grand merci à docteur Michel Paradis, Gilles et Christine, mes relecteurs.

Merci à Andy Rosenfarb, Ava Bittner et Ingrid Ricks pour avoir accepté de faire partie de cette recherche.

Merci Jean-Sébastien Grill pour la couverture

Merci à Tahar pour tous tes efforts et ton soutien !

A Louise et Djouza,

Sommaire

PREFACE

Depuis plusieurs années, les patients qui tendent à devenir des clients plus ou moins déçus par la biomédecine se tournent fréquemment vers des thérapies non conventionnelles fort diverses. C'est ce qu'on a pu appeler pluralisme médical ou thérapeutique (Benoist, 1997)[1], dans le cadre duquel la personne décide elle-même du type de soin approprié en tenant conseil avec ses proches et ses pairs. Cette "autosanté" (Andrieu, 2012)[2] n'implique pas de rupture définitive avec la biomédecine ; simplement, cette dernière n'est plus le seul lieu d'autorité. Et c'est de là que la quête de santé commence.

Celle de Nadine Streit se présente comme un récit d'apprentissage, tissant informations, réflexions et témoignages personnels, à commencer par celui de l'auteure qui, chemin faisant se dote d'outils de pensée universitaire, explore le labyrinthe des informations contradictoires qui lui sont données sur sa maladie et les traitements proposés, s'interroge sur leur pertinence et, au-delà, sur les enjeux du maintien d'un certain flou dans les discours des experts visant le grand public. Faute de réponses médicales satisfaisantes, elle se tourne vers les témoignages de personnes en prises avec la maladie qui l'atteint elle-même, et découvre ainsi puis expérimente un traitement d'accupuncture spécifique.

---

[1] Benoist J., 1997, “Réflexions sur le pluralisme médical: tâtonnements, alternatives ou complémentarités ?” *Psychosomatischeund Psychosozialemedizin.* Vol. 1-2, n°26, p 10–14. [En ligne: http://classiques.uqac.ca/contemporains/benoist_jean/reflexions_pluralisme_medical/reflexions_pluralisme_medical.html]

[2] Andrieu B., 2012, *L'autosanté: Vers une médecine réflexive*, Paris, A. Colin.

Mais, de par sa formation dans le champ de la santé, l'auteure interroge également la validité du traitement et s'aperçoit des obstacles et du temps nécessaire pour que l'institution médicale accepte même de se pencher sur la question. "Tant que les preuves scientifiques ne seront pas suffisantes, écrit-elle, le traitement que je vais suivre sera considéré comme inefficace au sein de l'institution de la santé. Combien d'années faudra-t-il encore pour que la science tranche sur sa validité ? Je suis dans un stade avancé de la maladie et ai déjà perdu toute ma vision périphérique ; mon autonomie ne tient plus qu'à un fil. Les quelques cellules survivantes de ma rétine n'attendront plus quelques années avant de s'éteindre totalement. Pourquoi ne pas essayer ? Qu'est ce que je risque ?"

Ce livre contient notamment un entretien avec l'acupuncteur créateur de la technique mentionnée ainsi qu'avec une biologiste ayant accepté d'en évaluer les effets. Et c'est là un des projets de Nadine Streit que de rendre plus visible et, ainsi, d'encourager les collaborations possibles entre "savoirs profanes" (issus de l'expérience de thérapeutes et de leurs patients) et "savoirs savants" (issus de modes de validation scientifiques). Il ne s'agit pas seulement, comme c'est le plus souvent le cas dans les collaborations entre médecins et ce qu'on a pu appeler "patients experts" (Jouet, Flora, Las Vergnas, 2010)[3], que les seconds apportent aux premiers une connaissance plus fine de leur maladie. Les patients-chercheurs ou, comme le dit l'auteure, les "chercheurs profanes" veulent participer non seulement à l'amélioration de traitements préexistants mais à la recherche de nouveaux traitements ; ils souhaitent

---

[3] Jouet E., Flora L., Las Vergnas O., 2010, "Construction et reconnaissance des savoirs expérientiels des patients : Note de synthèse", in Pratiques de Formation - Analyses, 58-59 [En ligne : https://hal.archives-ouvertes.fr/hal-00645113]

attirer sur ceux-ci l'attention du corps médical en vue de leur mise à l'épreuve de la validation scientifique.

Ces chercheurs profanes qui partagent informations, articles et expériences de soin via internet et les réseaux sociaux forment de véritables communautés d'apprentissage et, également, si on leur laisse la parole, un pouvoir émergent de médiation entre praticiens de médecines non conventionnelle et biomédecine. A ce titre, ce livre intéressera les étudiants, les chercheurs et plus généralement les citoyens attentifs aux politiques de santé, aux parcours d'autoformation des patients et aux modes de légitimation des médecines non conventionnelles.

Francis Lesourd
Laboratoire Experice, Université Paris 8

INTRODUCTION

L'information apportée au patient

Sous l'influence d'un double statut de professionnelle de santé et de malade - kinésithérapeute de formation, je suis atteinte d'une maladie rare responsable d'une dégénérescence de la rétine -, j'ai rapidement réalisé l'importance et les bénéfices d'une bonne information donnée aux patients par les médecins. Malheureusement, cette information me semble souvent insuffisante : en tant que personne malade, j'estime avoir été mal informée sur ma maladie[4], et mes patients, quand à eux, se plaignent souvent de ne pas être suffisamment informés sur leur pathologie.

Selon un rapport de l'Organisation Mondiale de la Santé (Simon, Traynard, Bourdillon, Gagnayre, Grimaldi, 2009), l'observance[5]se retrouverait chez moins de 50% des patients atteints de pathologie chronique et entraînerait une aggravation des dépenses de santé. Résoudre ces pro-

---

[4] Ma maladie fut diagnostiquée dans mon enfance. Elle fut nommée à mes parents mais leur fut détaillée comme quelque chose de bénin. C'est durant mon adolescence, gênée dans certaines situations du quotidien que je me suis posé davantage de questions. L'essentiel des informations indispensables à la compréhension de ma maladie - concernant notamment son aspect évolutif - je les ai obtenues de manière autodidacte ; dans un premier temps par l'intermédiaire de revues et livres et dans un second temps sur Internet. Je consulterai un second ophtalmologiste durant mon adolescence qui me recommandera de ne parler de ma maladie à personne ; conseil qui me fit me murer dans mon silence.

[55] Comportement, acte de suivre le traitement prescrit (Morris, Schultz, 1992, p.61)

blèmes permettrait d'améliorer davantage l'efficacité des soins que n'importe quel progrès médical.

En partant de cette notion, j'ai développé, sur mon lieu de travail, un projet d'éducation thérapeutique. Son objectif principal était d'améliorer, pour les patients, leur compréhension de la maladie et ce dans le but d'améliorer leur observance, et ainsi, améliorer l'efficacité de leurs soins[6]. Ce projet permit à mon équipe soignante de gagner un prix[7] destiné à supporter sa poursuite. A la place, les médecins décidèrent d'acheter un appareil d'analyse médicale onéreux, démarche allant à l'encontre de l'idée initiale, et je me répète, que l'observance du patient pouvait améliorer davantage l'efficacité des soins que n'importe quel progrès médical.

Je devais, à cette période, démarrer des études de Master en Sciences de l'Education avec l'idée de poursuivre ce projet d'Education Thérapeutique, entreprise impossible face au désintérêt total des médecins de mon équipe. Pourquoi ces médecins avaient ils refusé d'améliorer la qualité de prise en charge de leurs patients alors que les moyens financiers leur avaient été donnés ? Tourmentée par ces décisions, j'en suis arrivée à revisiter ma propre histoire de personne malade, longtemps démunie face à un manque de soutien et d'information de la plupart des ophtalmologues qui m'ont suivie.

La médecine non conventionnelle

Adolescente, j'eus l'occasion d'expérimenter une médecine non conventionnelle dans l'espoir de guérir ma mala-

---

[6] Ce projet concernait des enfants atteints de paralysie cérébrale.

[7] Prix AllerganSofmerCofemer pour l'innovation et la formation en Médecine Physique et Réadaptation 2010. http://www.cofemer.fr/article.php?id_article=734, dernière consultation le 17.07.2015.

die. Ces faux espoirs s'ajoutant à mon isolement, je fis face à des troubles psychiatriques[8].

Plus tard, de nombreux patients me posèrent des questions concernant certaines médecines non conventionnelles, avec, également, le faux espoir de se débarrasser de leur maladie. Je ne croyais plus en aucune de ces médecines non reconnues par les autorités de santé et préférais me référer à la médecine conventionnelle, basée sur des preuves scientifiques. Comment pourrions-nous protéger les malades contre les arnaques et fausses promesses thérapeutiques?

Une double piste de recherche

J'ai alors souhaité comprendre comment circulait l'information, des scientifiques jusqu'aux citoyens, par l'intermédiaire des autorités de santé - relayées par les médecins conventionnés - et par l'intermédiaire des médias. Je me suis également intéressée aux autres informations transmises par les médias, celles sans fondement scientifique. Le citoyen français a-t-il accès à l'information nouvelle ; est-il suffisamment et correctement informé pour être autonome dans la prise en charge de sa santé ?

Une recherche d'information sur ma propre maladie, via Internet et les réseaux sociaux, me mena ensuite à des informations surprenantes concernant une médecine non conventionnelle : l'acupuncture. Surprise par le nombre de

[8] Suite à la lecture d'un livre, j'ai consulté un médecin pratiquant une médecine parallèle qui prétendait avoir la capacité de stabiliser voire guérir certaines maladies dégénératives et auto-immunes. Ce médecin me fit suivre un régime très strict et pratiquer le jeûne à plusieurs reprises. J'ai occupé mon esprit de cette manière pendant deux années consécutives, délaissant mes études. Avec des préoccupations différentes des autres jeunes de mon âge et ce régime strict, je me suis peu à peu marginalisée. S'ajoutant à cela une absence de soutien et d'orientation de la part du corps médical, après avoir cessé ce traitement, je sombrai dans des troubles du comportement alimentaire.

personnes témoignant, sur les réseaux sociaux, avoir obtenu des résultats positifs après avoir suivi un traitement d'acupuncture très spécifique aux Etats Unis, j'ai finalement décidé d'en savoir plus sur cette méthode de soins et de l'expérimenter à mon tour.

Ainsi, j'utiliserai ma recherche expérientielle, celle du suivi d'un traitement de médecine non conventionnelle, comme objet d'investigation de cette recherche scientifique, et ce, dans l'ignorance la plus totale de la conclusion à laquelle me mènera cette aventure. Que cette expérience soit positive ou négative, elle sera le fruit d'un savoir, qui je l'espère, servira à d'autres malades en quête de traitements nouveaux.

Dans ce qui suit, je confronterai ces deux investigations, l'une scientifique et l'autre expérientielle pour interroger l'intérêt d'une recherche profane – celle des malades en quête de traitement - pour la recherche scientifique.

Etre autonome dans la prise en charge de sa santé

Dans le respect de sa pluridisciplinarité, nous retiendrons que l'autonomie, selon R Le Coadic (2006), dimension essentielle de la vie sociale contemporaine, est la faculté de choisir et d'agir par soi même en disposant des ressources nécessaires à la réflexion et à l'action, ainsi qu'en s'appuyant sur l'autoréflexion, ou réflexivité. Cette réflexivité qui s'impose dans l'accès à l'autonomie se définit comme « l'examen et la révision constants des pratiques sociales, à la lumière des informations nouvelles concernant ces pratiques mêmes » (Giddens, 1994).

Cette faculté, freinée par l'hétéronomie [9] ainsi que l'anomie[10] et la pensée ordinaire[11], aurait la capacité de

---

[9] L'hétéronomie est la capacité d'un être vivant à subir l'emprise des institutions sous une forme autoritaire liée à leur caractère imposant et tout puissant.

[10] L'anomie correspond à l'inefficience des normes d'une société réglant la conduite de l'humain et assurant l'ordre social (Durkheim, 1893).

rendre le citoyen davantage acteur et participant actif aux transformations de notre société. Mais l'autonomie ne peut pas, par définition, être imposée.

Ainsi, prendre en charge sa santé de manière la plus autonome possible doit être un choix de vie émanant d'une volonté personnelle. Pour y parvenir, il est indispensable d'avoir accès aux informations nouvelles en santé – à savoir, celles provenant de la recherche médicale - et de ne pas se trouver sous une emprise autoritaire de l'institution de la santé. Qu'en est-il alors de toutes les autres informations, y compris celles concernant les médecines non conventionnelles non reconnues par l'institution de la santé ? S'intéresser à ces autres informations nous éloignerait-il de l'autonomie ?

Un sujet d'actualité

Il existe peu de statistiques sur l'usage des médecines non conventionnelles. Selon l'OMS (Organisation Mondiale de la Santé), plus de la moitié de la population française (Derey, 2003) aurait eu recours à ce type de médecine.

Ces médecines sont en pleine expansion. On en parle partout, que ce soit sur Internet – sites, réseaux sociaux et blogs - ou dans le discours quotidien. De plus en plus de personnes parlent de leur ostéopathe, des huiles essentielles qu'ils utilisent pour leurs petits bobos quotidiens, du jeûne, et j'en passe. Et si tous ces échanges d'informations étaient sources de savoir, savoir qui permettrait d'évaluer l'efficacité des médecines non reconnues par les autorités de santé et ainsi protéger les citoyens contre d'éventuelles arnaques?

---

[11] "La pensée ordinaire accepte les contradictions entre les croyances qui coexistent dans notre esprit ou dans notre société" (Bronner G, 2009, p. 348).

Afin d'éviter tout malentendu

Même si je parle ouvertement de mes mauvaises expériences avec certains médecins, je ne cherche pas à effectuer un procès d'intention vis-à-vis de ce corps de métier et ne souhaite en aucun cas remettre en question leurs compétences professionnelles. L'idée est de réfléchir à la notion d'information apportée aux malades dans le but de l'améliorer. Nous verrons plus loin que cette information n'est pas toujours facile à donner et que les médecins eux-mêmes ne sont peut être pas suffisamment préparés à le faire.

I. Contexte général et implication

1. Quelques définitions

L'expérience

L'expérience peut être un fait observé ou vécu.

Elle est un fait observé lorsqu'elle consiste en une « épreuve destinée à vérifier une hypothèse ou à étudier des phénomènes»[12] ou encore lorsqu'il y a « mise à l'essai de tout ce qui est nouveau dans son usage et dans sa pratique. »[13]. Ce type d'expérience ou expérimentation est à l'origine du savoir savant[14]. La recherche scientifique utilise ce type d'expérience afin de valider de nouvelles méthodes de soins et de nouveaux savoirs à l'origine de l'information nouvelle.

Elle est vécue lorsqu'il y a acquisition, volontaire ou non, ou développement de « la connaissance des êtres et des choses par leur pratique et par une confrontation plus

[12]http://www.cnrtl.fr/definition/expérience. dernière consultation le 02.08.2015.

[13] Idem.

[14] La notion de savoir savant sera détaillée en première partie de ce travail.

ou moins longue de soi avec le monde »[15]. Ce type d'expérience est à l'origine du savoir profane[16]. Le traitement spécifique d'acupuncture que je vais démarrer sera une expérience de ce type.

L'information

L'information se définit par l'action « d'une ou plusieurs personnes qui font savoir quelque chose, qui renseignent sur quelqu'un, sur quelque chose », ou encore l'action « de recueillir des renseignements sur quelqu'un, sur quelque chose »[17].

Le savoir

Le savoir peut être synonyme de connaissance[18] ou encore d'un « ensemble des connaissances d'une personne ou d'une collectivité acquises par l'étude, par l'observation, par l'apprentissage et/ou par l'expérience », ce qui correspondrait au savoir savant, ou encore, d'un « ensemble de connaissances acquises, d'expériences vécues dans un domaine, dans une discipline, dans une science, dans une profession »[19], ce qui correspondrait au savoir profane.

La science

La science est un « ensemble structuré de connaissances qui se rapportent à des faits obéissant à des lois objectives (ou considérées comme telles) et dont la mise au point exige systématisation et méthode »[20].

---

[15]http://www.cnrtl.fr/definition/expérience, dernière consultation le 02.08.15.
[16] La notion de savoir profane sera détaillée en seconde partie de ce travail.
[17]http://www.cnrtl.fr/definition/information, dernière consultation le 20.07.15.
[18]http://www.cnrtl.fr/definition/savoir, dernière consultation le 20.07.15.
[19] Idem.
[20]http://www.cnrtl.fr/definition/science, dernière consultation le 20.07.15.

Elle peut également être synonyme de savoir profane, en tant que « somme de connaissances qu'un individu possède ou peut acquérir par l'étude, la réflexion ou l'expérience »[21].

Conclusion

Il existerait ainsi deux types de savoir : l'un, le savant, institutionnalisé et issu de l'expérimentation et l'autre, le profane, issu de l'expérience du vécu. Le savoir savant est-il la seule source d'information nouvelle - information nécessaire à la quête d'autonomie en santé – ou le savoir profane pourrait il également en être à l'origine ?

2. Mon expérience personnelle

Atteinte de rétinite pigmentaire, une maladie dégénérative de la rétine[22], aujourd'hui incurable, j'ai choisi, ces dix dernières années, de ne pas m'y intéresser et d'essayer de vivre le plus normalement possible tant que ma capacité visuelle me le permettrait. Mais ma vision centrale a commencé à se dégrader et j'ai décidé de consulter un ophtalmologiste pour me retrouver une nouvelle fois dans une communication difficile avec un spécialiste pressé et peu enclin à répondre à mes questions. J'ai alors décidé d'effectuer une recherche autodidacte sur Internet concernant l'état d'avancement de la recherche scientifique médicale - ou savoir savant - concernant cette maladie.

Aujourd'hui, après plusieurs mois de recherche, je me retrouve face à des informations multiples et complexes,

---

[21] Idem.

[22] La rétinite pigmentaire (RP) est une maladie génétique dégénérative de l'œil qui se caractérise par une perte progressive et graduelle de la vision évoluant généralement vers la cécité. https://www.orpha.net/data/patho/Pub/fr/RetinitePigmentaire-FRfrPub659.pdf, dernière consultation le 31/01/16.

incapable de faire la part du vrai et du faux pour certaines d'entre elles.

Les informations concernant l'avancée de la médecine

La seule information donnée par les ophtalmologistes que je consulte est : « il n'y a rien à faire »[23]. Les informations que je peux trouver sur Internet concernent des pistes de traitement, mais jusqu'à présent, non concluantes.

Les autres informations

Elles concernent de possibles traitements et prennent leur source auprès des médecines non conventionnelles issues de savoirs profanes. Lors de mes recherches sur Internet, je découvris de nombreux témoignages[24] de personnes atteintes de la même maladie, certifiant avoir sensiblement amélioré leur vue après avoir été traitées par une technique d'acupuncture très spécifique. Au vu du nombre important de témoignages, je me suis alors davantage intéressée à cette méthode.

Cette méthode de soins n'est pas reconnue par la science, mais une équipe de scientifiques se serait récemment penchée sur cette question. En poursuivant mes recherches sur Internet, je découvris un article scientifique publié dans un grand journal d'optométrie et concernant une première étude clinique effectuée afin d'évaluer l'efficacité de cette méthode complémentaire (Bittner, Gould, Rosenfarb, Rozanski, Dagnelie, 2013). Une seconde étude est en cours.

Ma capacité visuelle ayant régressé ces derniers mois, je me vois m'approcher de l'obscurité. Aussi, étant dans l'incapacité d'évaluer ces nombreuses informations issues

---

[23] Tiré de mon histoire de vie publiée sur un blog : http://journalpatiente.blogspot.fr/

[24] J'ai trouvé plus de 70 personnes témoignant des effets bénéfiques de ce traitement.

de mes nouvelles découvertes et, en l'absence de recherches scientifiques avancées sur cette pratique de médecine non conventionnelle, j'ai décidé d'expérimenter personnellement cette méthode de soins comme une « dernière chance », et ce, parallèlement à mes travaux de recherche. Au moment où j'écris ces lignes, je m'apprête à me rendre aux Etats Unis afin de suivre le premier traitement proposé par cette médecine non conventionnelle et j'ignore totalement quels en seront les bénéfices si bénéfices il y a.

Mon expérience avec ce traitement sera détaillée sous forme d'un récit de vie, publié sur mon blog intitulé « Journal d'une patiente. »[25]

II. Problématique

Rappelons que l'autonomie du citoyen français dans la prise en charge personnelle de sa santé est directement liée à ses capacités d'accès à l'information nouvelle en santé. La recherche scientifique, source du savoir savant, est à l'origine de cette information nouvelle. Cette dernière est gérée et diffusée de manière officielle aux citoyens par les politiques de santé publique, notamment en éducation et prévention à la santé, mais le citoyen peut également avoir accès à certaines de ces informations de manière autodidacte.

Comment s'organise la recherche scientifique à l'origine du savoir savant? Comment l'information est elle ensuite diffusée au citoyen ? Quels sont les circuits empruntés par cette information nouvelle du scientifique au citoyen par la voie officielle? Quels sont les circuits empruntés par cette information nouvelle en prévention pour

[25] http://journalpatiente.blogspot.fr/

la santé du scientifique au citoyen par la voie autodidacte? Quels sont les obstacles et les freins à cette circulation ?

Le malade peut il trouver de nouvelles méthodes de soins issues de savoirs profanes, efficaces et encore inconnues des scientifiques ? Dans le cas où cette découverte serait possible, cette forme de recherche profane pourrait-elle être utile à la recherche scientifique et mener à la reconnaissance de nouveaux traitements?

III. Plan de recherche

Ma recherche sera qualitative[26] et ma démarche de recherche sera hypothético-déductive[27].

Je développerai l'état de la question dans les deux premières parties de ce travail. Dans les troisième et quatrième parties, je développerai mes hypothèses de recherche et tenterai d'y répondre.

1. Etat de la question

Le savoir savant

Je m'intéresserai, dans une première partie, à la recherche scientifique comme origine de l'information nouvelle en santé et chercherai à comprendre son organisation. Je détaillerai ensuite la diffusion et la gestion des informations nouvelles par les organismes politiques ainsi que par les médias.

---

[26] C'est un type de recherche qui produit et analyse des données descriptives, telles que les paroles écrites ou dites et le comportement observatoire des personnes. Elle renvoie à une méthode de recherche intéressée par le sens et l'observation d'un phénomène social en milieu naturel. Elle traite des données difficilement quantifiables. Elle ne rejette pas les chiffres ni les statistiques mais ne leur accorde tout simplement pas la première place.
Ce type de démarche consiste à formuler une hypothèse pour en déduire des conséquences observables futures, mais également passées, ce qui permettra d'en déterminer la validité.

Le savoir profane

Je consacrerai ma seconde partie aux autres voies, autodidactes, d'accès à l'information en santé. A quel type d'information a-t-on accès ? Quelle en est sa valeur ?

2. Ma recherche

La troisième partie sera consacrée au développement de mon hypothèse de départ : Les savoirs profanes – partagés sur les réseaux sociaux d'auto-communication de masse - sont une source importante d'information nouvelle pour l'institution de la recherche médicale. Je consacrerai également cette partie à mes objets de recherche et d'analyse définis comme suit :

Mon récit de vie de chercheuse profane

J'utiliserai mon récit de vie détaillant ma recherche autodidacte d'un traitement pour ma maladie afin d'en formaliser mes savoirs profanes[28].

Deux entretiens semi-directifs

J'effectuerai deux entretiens semi-directifs : le premier avec le responsable de la médecine non conventionnelle qui va me traiter, le second avec le responsable scientifique de la recherche clinique en cours, recherche consacrée à évaluer l'efficacité scientifique de ce traitement.

Les réseaux sociaux d'auto-communication de masse

La majeure partie des informations que j'ai recueillies concernant cette méthode de soins se trouve sur les réseaux sociaux d'auto-communication de masse. Je détail-

[28] http://journalpatiente.blogspot.fr/

lerai ces informations collectées personnellement pour les analyser.

En quatrième et dernière partie, je confronterai les informations recueillies lors de l'analyse de ces objets de recherche à ma partie théorique afin de répondre à mon hypothèse de départ.

Partie1 : Le savoir savant

C'est au sein de la recherche médicale que l'on découvre les nouvelles informations concernant notre santé : les nouvelles maladies, leurs origines, leurs prises en charge, leurs traitements, mais également les moyens optimaux de les prévenir.

Ces nouvelles informations provenant tout droit des sciences médicales sont ensuite gérées par nos politiques de santé publique : elles émettent des recommandations et lois destinées aux professionnels de santé qui, à leur tour, nous informent et nous soignent. Cette information peut également être transmise par la voie des médias.

Si je souhaite rester autonome dans ma lutte contre ma maladie, il me faut suivre l'actualité scientifique concernant la recherche d'un traitement. Comment s'organise cette recherche ? Quel est le meilleur intermédiaire qui me permette, en tant que malade, d'accéder à son actualité : les médecins ou des médias ?

I. La recherche médicale

1. Définition et historique

La notion de recherche (Jindal, 2012), en tant que fonction essentielle de l'esprit, existe depuis l'apparition de la vie humaine. C'est seulement depuis l'ère moderne que la recherche a émergé en des termes plus précis : la recherche pour la vérité et la recherche comme outil de développement. Ce n'est désormais plus un phénomène de chance, mais une activité planifiée avec des objectifs définis. La recherche est actuellement définie en tant que collecte de données, d'informations et de faits permettant l'évolution des savoirs et la révision des lois et théories à la lumière de nouvelles réalités (Creswell, 2008). Depuis le siècle précédent, la recherche s'est installée en tant qu'élément essentiel au progrès ainsi qu'au développement.

La recherche médicale est relativement récente. Elle est aujourd'hui un domaine attractif en pleine effervescence mais également un champ difficile. La recherche clinique est un important sujet de préoccupations, controverses et débats dans le domaine public. Ce domaine concerne la sécurité et l'efficacité des médicaments, les dispositifs, les méthodes de diagnostic et de traitement ainsi que l'ensemble des aspects de la santé, des maladies et des décès humains. L'impact des résultats de la recherche clinique est ainsi direct et immédiat.

Dans le passé, les investigations de recherche se faisaient avec d'importants risques. Par exemple, les anatomistes qui, durant l'époque médiévale, déterraient les corps inhumés pour les étudier (Williams, 1982) ou encore le prix Nobel Forssmann (Hart, 1997) qui, outrepassant les recommandations de ses supérieurs, s'inséra lui-même le premier prototype de cathéter pour le cœur à travers une veine de son bras pour, ensuite, rejoindre le département de radiologie afin de confirmer son acte. De nombreux autres exemples d'auto-expérimentations existent et celles-ci ne peuvent plus s'imaginer dans le monde d'aujourd'hui avec les normes rigides actuelles en matière de sécurité et les règlementations juridiques et éthiques. La recherche est devenue une profession mais la passion resterait la force des investigateurs cliniques.

Cependant, les règlementations juridiques et éthiques diffèrent d'un pays à l'autre, ce qui a permis le développement, dans certains pays, de cliniques proposant des traitements non reconnus par la communauté scientifique et accessibles à tous. Ceci est le cas pour le traitement que je vais suivre. A ce jour, non reconnu par l'institution des sciences médicales, il s'effectue en clinique privée. Grâce à une simple recherche sur Internet, j'ai pu trouver, sur les quatre continents, plusieurs cliniques proposant des traitements – pour la rétinite pigmentaire - allant des médecines douces à des médecines beaucoup plus invasives, telles que des injections de cellules souches. Les dangers et bénéfices de ces thérapies sont impossibles à connaître puisqu'elles n'ont pas été évaluées par des règles scientifiques. Ainsi, en expérimentant ces traitements non reconnus, les malades deviennent des chercheurs à leur tour, chercheurs profanes, non limités par les règles de la science et s'exposant parfois à d'importants dangers pour leur santé.

2. Des objectifs multiples

La recherche est devenue une activité organisée où plusieurs individus peuvent avoir différents rôles pour le même plan ou projet. Par conséquent, les objectifs des différents participants sont également guidés par les rôles qu'ils jouent dans une seule activité. Comme le décrit Jindal (2012), les objectifs des chercheurs sont multiples et ne sont pas uniquement la découverte d'un traitement ou au moins d'une meilleure prise en charge des maladies. Ils sont également personnels, comme que la satisfaction personnelle, le challenge académique, le développement de carrière et la réussite professionnelle ainsi que les intérêts financiers et les gains.

3. Les différents types de recherche médicale

Contrairement aux sciences physiques, la recherche médicale concerne directement le corps humain (Fleiss, 1986), ce qui impose l'établissement d'importantes règles de restriction et limitation. Ces questions fondamentales sont posées par l'éthique. Les méthodes de recherche sont nombreuses ; je n'en détaillerai que quelques unes ci dessous:

La recherche basique

L'objectif de ce type de recherche est la compréhension des mécanismes et des causes des maladies. Cette recherche s'effectue en laboratoire sur des échantillons de sécrétion, d'excrétion, de tissus et autres échantillons prélevés sur le corps humain. Ce type de recherche est sans danger pour les individus, mais elle soulève des questions de confidentialité, de conflits d'intérêt, de prix et d'exploitation commerciale.

La recherche axée sur le patient

Ce type de recherche implique des observations et investigations directes sur les patients, comprenant des procédures invasives et semi-invasives d'imagerie, des examens endoscopiques, des mesures physiologiques, biochimiques et hémodynamiques, des biopsies et autres méthodes de prélèvements d'échantillons de tissus. Ces actes sont généralement effectués lors des diagnostiques et examens de routine des patients.

La recherche clinique ou « clinical-trial »

Ce type de recherche[29] s'applique directement sur des malades ou personnes saines. Elle consiste en l'étude des possibles traitements (médicamenteux et autres interventions telles que la chirurgie, la diététique, les recommandations et autres) et de leurs effets sur les maladies concernées. Cette recherche implique la comparaison des résultats auprès de différents groupes de patients (avec et sans traitement durant l'étude).

Tout nouveau traitement doit être testé rigoureusement avant d'obtenir un permis de commercialisation afin d'être accessible à tous les patients. Ces tests peuvent parfois être longs et prendre beaucoup de temps, mais ils sont nécessaires afin de garantir l'efficacité et l'innocuité des traitements.

Il existe trois phases de tests cliniques :

- La première phase recrute un petit nombre de patients - moins de 30 personnes - afin d'évaluer l'innocuité, les effets secondaires et le protocole idéal du traitement testé.
- La seconde phase recrute davantage de patients - jusqu'à 50 - et a pour objectif l'évaluation du traitement ainsi que, une nouvelle fois, son innocuité.
- La troisième phase est beaucoup plus importante - elle concerne de 100 à 1000 patients - et a pour objectif la comparaison du nouveau traitement avec les traitements existants.

La durée des essais cliniques varie énormément d'un type de traitement à l'autre. Certains essais peuvent jusqu'à 15 ans, voire davantage, avant leur autorisation de mise sur le marché.

---

[29]http://www.cancerresearchuk.org/cancer-help/about-cancer/cancer-questions/how-long-does-it-take-for-a-new-drug-to-go-through-clinical-trials#long. Dernière consultation le 21.07.15.

Cependant, de nombreux traitements sont admis sur le marché après avoir passé la première phase de test. Il existe une quatrième phase qui concerne toujours les risques et bénéfices du traitement après mise sur le marché.

Certaines études cliniques pharmaceutiques ont récemment fait l'objet d'importantes controverses éthiques en ce qui concerne l'exploitation commerciale, la sécurité ainsi que les politiques de marketing des médicaments sur lesquels elles portaient[30].

> Le traitement que je suis actuellement - dans une clinique privée aux Etats-Unis - a fait l'objet d'une première recherche clinique (Bittner, Gould, Rosenfarb, Rozanski, Dagnelie, 2013) par la communauté scientifique médicale. Les conclusions de cette première étude sont : « L'acupuncture présente des risques minimes lorsqu'elle est administrée par un acupuncteur bien entraîné et peut présenter des bénéfices significatifs et mesurables sur la fonction visuelle résiduelle des patients atteints de rétinite pigmentaire (...) Ces découvertes préliminaires supportent le besoin d'études cliniques futures ». Une seconde étude est actuellement en cours.

La recherche épidémiologique

Ce type de recherche a notamment pour objectif l'étude de l'occurrence des maladies dans la communauté, leur prévalence et incidence et les facteurs de risque associés. Ce type de recherche comprend les interviews et les questionnaires pour s'élargir jusqu'aux méthodes d'étude génétique.

[30] L'affaire du Mediator, médicament accusé d'être à l'origine d'au moins 500 à 2000 morts, en est un exemple. Ce médicament est resté longtemps sur le marché alors que ses dangers étaient connus(Frachon, 2010).

L'observation clinique

Ce type de recherche concerne les observations cliniques de routine permettant la découverte de nouvelles pathologies.

Parmi tous ces types de recherche, à aucun moment, le patient n'est mentionné en tant qu'acteur. Ainsi, l'élément principal de la recherche, c'est-à-dire la personne porteuse de la maladie, et donc, celle qui vit cette maladie au quotidien, est exclu de tout processus de recherche au sein de l'institution menant cette recherche.

4. La communication entre scientifiques

Le discours scientifique, selon Jacobi (1985), est défini comme la « communication de spécialistes destinée à d'autres spécialistes ». Ces derniers utilisent une terminologie particulière, définie comme le discours source, légitime. Un langage technique très spécialisé est utilisé par les spécialistes dans les sous domaines des différentes branches de la science. Ainsi, une certaine vulgarisation est déjà nécessaire entre scientifiques de différentes spécialités.

Cette communication entre spécialistes s'effectue principalement sous forme d'articles publiés le plus souvent en anglais dans des revues scientifiques « diffusées spécifiquement dans la communauté des pairs et lues uniquement par des spécialistes de la même discipline » (Jacobi, 1985). Ces revues scientifiques soumettent ces articles à des règles strictes d'évaluation par des pairs. Ces journaux sont internationaux et leur cotation varie.

La communication entre scientifiques est également orale à l'occasion des congrès nationaux et internationaux.

Il est important également de préciser que les revues scientifiques sont onéreuses.

L'article - cité précédemment - concernant la première étude clinique effectuée sur le traitement que je vais suivre est accessible en ligne, mais payant. Cependant, de plus en plus d'articles scientifiques sont accessibles gratuitement en ligne, sur Internet, et nombreuses sont les personnes, atteintes par la maladie dont je souffre, qui partagent ensuite ces articles sur les réseaux sociaux d'auto communication de masse et qui discutent de leur contenu sans connaissances scientifiques spécifiques. Nous, malades, sommes nous capables de comprendre ce type d'articles scientifiques et d'en interpréter objectivement les conclusions ?

5. Critiques

La lutte entre les pairs et l'auto censure de la science

Selon Bourdieu (1976), « le champ scientifique est dominé par la lutte entre les pairs (qui sont tous des concurrents adversaires) et la compétition pour imposer son point de vue ou ses théories. La recherche de la plus grande notoriété possible tend à rendre certains chercheurs plus connus, plus visibles, présents à la fois parce qu'ils sont cités par les autres et parce que leur propre langage (leurs concepts, le sens qu'ils donnent à certains mots, voire les terminologies qu'ils créent) est repris par d'autres chercheurs, ce langage s'impose et peut devenir la façon de lire la réalité pour la comprendre et l'expliquer ».

L'auto censure de la science signifie, selon Gerini (2005), qu'au nom des paradigmes dominants, « les tenants de la parole et de la reconnaissance scientifique qui leur sont associés peuvent exercer une autorité de censeurs parfois sans concession et sans pitié. Il s'agit alors d'une privation de parole scientifique par les scientifiques eux-mêmes. »

Selon les exigences internes du monde scientifique, le chercheur doit avoir franchi des étapes - formation universitaire, diplôme de doctorat, recherche, publications, etc.- pour être reconnu, étapes qui protègent le milieu scientifique de l'incompétence et des charlatans. « Mais au nom de cette protection, il peut s'avérer que des blocages, des verrous soient installés, et que des personnages hors normes (de par leur formation, comme de par la forme ou le contenu de leur discours) soient tenus à l'écart de la communication scientifique, même si leurs résultats sont dignes d'intérêt, ou peut-être justement parce qu'ils le sont mais mettent en danger un paradigme et le confort ou les intérêts d'une science bien établie. » (Gerini, 2005).

La personne responsable du traitement que je vais suivre n'a pas reçu de formation scientifique, mais une formation de médecine non conventionnelle : l'acupuncture. Après plus de dix ans d'existence de ce traitement, une première étude clinique vient d'être effectuée. De nombreux malades auraient déjà expérimenté ce traitement avant que les scientifiques ne s'y intéressent. Comment les chercheurs l'ont-ils décelé et comment expliquer que cette étude a démarré aussi tardivement?

Le fait que cet acupuncteur n'ait pas franchi les étapes conventionnelles exigées par la science pourrait-il constituer un verrou à la reconnaissance de sa méthode de soins ?

Certaines pistes de recherche sont elles privilégiées au détriment d'autres ?

Des pressions nouvelles sur les scientifiques[31]

La pression sur les chercheurs ne cesserait d'augmenter à mesure que les processus d'évaluation se rigidifient et se veulent les plus quantitatifs possibles.

Toujours selon Gérini (2005), le fait que certains scientifiques aient le désir à tout prix d' « être le premier dans un domaine de pointe peut mener, comme l'a dénoncé la presse, à des améliorations de résultats voire à des fraudes organisées ou à des publications mensongères ». Cela aurait des effets catastrophiques sur l'image de la science dans la société.

Des enjeux financiers pour les scientifiques

Le comité consultatif d'éthique pour les sciences de la vie et de la santé pointe « une crise naissante liée à l'arrivée d'Internet ainsi que l'augmentation des enjeux financiers comme étant de nature à porter atteinte à la loyauté et à l'indépendance de l'information. »

Les financements de la recherche sont d'origines diverses, publique et privée et souvent multiples pour un même projet. « Le financement de la recherche par le secteur privé, qu'il s'agisse de l'industrie ou d'associations, peut créer aussi des liens de subordination. Les contrats entre les équipes de recherche du secteur public (universités et instituts de recherche publiques) et les financeurs privés contiennent habituellement des clauses visant à éviter des problèmes majeurs (clause de liberté de publication du chercheur, par exemple), mais ne peuvent pas contrôler des liens plus subtils.»[32].

---

[31] Comité Consultatif National d'Éthique pour les Sciences de la Vie et de la Santé, AVIS n° 109, *Communication d'informations scientifiques et médicales, et société : enjeux éthiques*, 4 février 2010,p. 9.

[32] Idem.

Certains journalistes scientifiques, comme Thierry Souccar (2007)[33], reprochent à certains scientifiques de tenir secrètes certaines informations et même de mentir pour gagner du pouvoir et plaire aux lobbyistes.

« Publish or perish » (publier ou périr)

Selon Gerini(2005), « Publish or perish », (publier ou périr) est devenu la règle de nos sociétés modernes. Le scientifique est trop fortement incité à publier, incitation génératrice de mauvaises pratiques. Le journal de publication doit avoir un impact important et le nombre de citations de l'article est un fort critère d'évaluation. Du fait de la rigueur de publication (détaillée précédemment), la diffusion scientifique n'est pas instantanée.

6. Transparence

La liberté ne peut pas exister sans la connaissance

La liberté de la parole humaine tout comme nos modes de vie et l'organisation de notre société sont étroitement liés à la science, d'où la nécessité de liberté et neutralité de la science (Jacobi, 1985).

La question de la liberté interroge le rapport aux politiques, les modes de financement et les grandes orientations de la recherche.

Selon Bourdieu (1976), « la liberté du chercheur est un mythe et la neutralité du chercheur n'existe pas. »

---

[33] Dans son livre, T. Souccar (2007) dénonce notamment la partialité des études scientifiques - concernant les bénéfices du lait et notamment son calcium pour la santé - souvent financées tout ou partie par l'industrie laitière. Ce journaliste recense près de 250 publications parues dans des revues médicales renommées qui ne mettent pas en évidence les bienfaits du lait. Une majorité de ces études montrent que « le calcium laitier ne réduit pas le risque d'ostéoporose, car les protéines animales présentes dans le lait ne lui permettent pas de se fixer correctement », explique-t-il. « L'OMS appelle cela « le paradoxe du calcium » : les pays où l'on consomme le plus de lait sont aussi les plus touchés par les fractures du col du fémur dues à l'ostéoporose. »

L'Open Access (accès ouvert)

Steven Harnad (Gerini, 2005), à l'origine de cette notion d' « Open Access », mouvement d'ouverture de la science à plus de transparence, a estimé qu'au vu des règles très strictes en matière de publication dans tous les domaines de la recherche scientifique, il paraissait inconcevable que l'information ainsi diffusée restât payante, donc souvent confidentielle, surtout au vu des incroyables possibilités d'émancipation que les nouvelles technologies de la communication permettaient d'explorer.

Aujourd'hui, par le biais d'Open Access sur internet, un chercheur peut déposer un article, une thèse, une conférence, un mémoire et se faire évaluer rapidement. Et « les articles en Open Access sont beaucoup plus cités que les mêmes articles publiés dans des revues » (Gerini, 2005).

Ce mouvement a ré-ouvert le débat sur la notion de la transparence et de la libre circulation de l'information scientifique. La déclaration de Berlin sur le Libre Accès à la Connaissance en sciences exactes, sciences de la vie, sciences humaines et sociales, fut signée le 22 octobre 2003 par dix-neuf hauts représentants du monde scientifique européen, voire mondial, en faveur de l'Open Access.

Au Royaume Uni, « le gouvernement britannique a confirmé, en mai 2012, son engagement sur le principe d'un accès public aux résultats de la science financés par l'argent public. »[34]

Aux Etats Unis, un tiers des résultats d'études cliniques ne serait pas publié.[35]

---

[34]http://www.enseignementsup-recherche.gouv.fr/cid66992/discours-de-genevieve-fioraso-lors-des-5e-journees-open-access.html, dernière consultation le 6.08.14.

[35]http://www.theguardian.com/science/2013/oct/29/scientists-fears-over-unpublished-drug-trials, dernière consultation le 23.07.15.

7. Vulgarisation

Selon S. Reboule-Toure (2004), la vulgarisation scientifique consiste en une reformulation des termes spécialisés afin de rendre le sujet compréhensible aux non spécialistes de la question. Ainsi, toute communication entre scientifiques de différentes spécialités passe par la vulgarisation. Aussi, toute communication entre scientifiques et non scientifiques, des politiciens jusqu'aux citoyens, nécessite une démarche de vulgarisation où le spécialiste va reformuler son discours dans des termes moins spécialisés.

La vulgarisation scientifique est produite par des acteurs spécifiques, les vulgarisateurs ou journalistes scientifiques, qui reformulent et paraphrasent (traduisent) le discours scientifique. Certains universitaires, techniciens et chercheurs signent également des textes de vulgarisation.

Nombreux sont les auteurs qui contesteraient fortement le projet d'efficacité de la vulgarisation, que ce soit dans une approche sémiologique (Roqueplo, 1974) ou sociologique (Boltanski, Maldidier, 1969). L'image véhiculée par la rhétorique de vulgarisation est que la vulgarisation scientifique ne parviendrait pas à diffuser le savoir, elle tromperait ou duperait le public et renforcerait les inégalités culturelles.

Jacobi (1985), quant à lui, propose de « substituer à l'image véhiculée par la rhétorique de vulgarisation une autre représentation de la réalité. Il n'y a pas d'un côté un discours scientifique source, discours incompréhensible par le public moyen, et de l'autre un discours second, reformulation et paraphrase du premier, destiné au plus grand nombre, mais un continuum, dans lequel les scripteurs, leurs textes et leurs diverses intentions se mêlent intimement. Vulgariser serait ainsi une activité importante, qui a un rôle à jouer non seulement dans les stratégies de lutte et de conquête qui caractérisent le champ scientifique, mais aussi dans les activités de recherche elles-mêmes ».

Comme je l'ai précisé plus haut, les articles scientifiques sont de plus en plus accessibles gratuitement sur internet et les malades, moi y compris, en discutent sur les réseaux sociaux. Sommes-nous capables d'en comprendre le contenu ? Cette démarche est-elle dangereuse et source de mauvaise interprétation ?

Vais-je me mettre en danger en essayant un traitement qui n'a pas encore été reconnu par l'institution de la santé ? Les conclusions de la première étude clinique effectuée sur cette méthode de soins ont démontré sa sécurité et une possible efficacité.

8. « Evidence-based practice »

Principes

La médecine fondée sur les preuves est l'outil de référence scientifiquement et éthiquement admis dans nos sociétés industrielles, les plus riches, où la l'espérance de vie est la plus longue. L' « Evidence-based practice», après avoir été une méthode d'enseignement de la médecine, tend à devenir un outil de réglementation. Ses principes de base exigent que toutes les décisions pratiques soient fondées sur des études de recherche et que ces travaux de recherche soient choisis et interprétés selon certaines normes spécifiques caractéristiques. En général, ces normes ne tiennent pas compte des études théoriques qualitatives et quantitatives et considèrent les études selon un ensemble restreint de critères de ce qui compte comme preuve (Hjørland, Birger, 2011).

Selon Lazarus et Delahaye (2007), on parle aussi de « données probantes », « médecine basée sur des données probantes », « médecine basée sur le niveau de preuve », « médecine factuelle ».

Cette notion a été utilisée pour la première fois en médecine et s'est étendue à d'autres domaines tels que la médecine dentaire, les soins infirmiers, la psychologie, l'éducation et autres.

Origine

Par le passé, les domaines de pratique professionnelle, comme la médecine, la psychologie, la psychiatrie et la réadaptation ont connu des périodes durant lesquelles la pratique était fondée sur des notions empiriques, étrangères à la connaissance. Certaines pratiques s'inspiraient des expériences de plusieurs générations de praticiens, dont une grande partie n'était basée sur aucune preuve scientifique valable pour justifier leur application.

Cette pratique empirique a souvent laissé la porte ouverte au charlatanisme pratiqué à but lucratif ou pour d'autres motifs, par des personnes qui n'avaient pas de formation du tout dans le domaine concerné, tout en donnant l'impression du contraire. La nécessité de trouver un moyen d'exclure ces praticiens par la méthode scientifique de plus en plus reconnue comme moyen de validation, s'imposait, non seulement comme un moyen de préserver l'intégrité du domaine, mais également de protéger le public contre les dangers de leurs « remèdes ». En outre, il a été reconnu qu'il y avait un intérêt à déterminer ce qui fonctionnait vraiment afin de l'améliorer et le promouvoir.

Aujourd'hui, de nombreux prestataires d'assurance-maladie publiques et privés refusent la couverture de certaines pratiques par manque de preuve systématique de leur utilité.

Critiques

Cette notion, largement implantée dans certains pays comme le Royaume Uni et les Etats Unis, aurait plus de difficultés à trouver sa place en France.

Pour être bien comprise, la pratique fondée sur des preuves doit être vue comme une des transformations de la médecine occidentale. Le projet initial a été repris par des influences plus profondes pour l'inscrire dans une perspective pratique plus vaste. Le débat sur sa pertinence est sujet à polémique.

Cette pratique a soulevé un certain nombre d'objections dans la communauté scientifique :

Du fait que la médecine soit un art autant qu'une science, les principes de cette notion, présentés comme paradigme dominant, sont énergiquement combattus (Even, Guiraud-Chaumeil, 1996).

L'approche factuelle de la maladie et de la thérapeutique s'appuie sur des modèles statistiques où la maladie n'est plus envisagée du point de vue de l'individu (du sujet), mais du point de vue de la population (du groupe) (Lecourt, 2004).

Il y a une absence d'études et de données scientifiques pour un certain nombre d'actes cliniques qui ne seront jamais évalués en utilisant cette approche, ou encore des études non représentatives de maladies auxquelles cette notion d' « Evidence-based » prétend s'appliquer (Naylor 1995).

Il existe des problèmes à résoudre en médecine de "premier contact" (notamment en médecine générale), le plus souvent liés à plusieurs pathologies, où se mêlent des dimensions sociales, culturelles, familiales, sanitaires. Or, le généraliste doit également interpréter un mode individualisé de présentation de la maladie plutôt que de reconnaître un tableau clinique classique. « C'est le plus souvent dans l'urgence que le médecin doit décider. C'est toujours avec des individus qu'il a à faire » (Canguilhem, 2002).

Ainsi, tant que les preuves scientifiques ne seront pas suffisantes, le traitement que je vais suivre sera considéré comme inefficace au sein de l'institution de la santé. Combien d'années faudra-t-il encore pour que la science tranche sur sa validité ? Je suis dans un stade avancé de la maladie et ai déjà perdu toute ma vision périphérique ; mon autonomie ne tient plus qu'à un fil. Les quelques cellules survivantes de ma rétine n'attendront plus quelques années avant de s'éteindre totalement. Pourquoi ne pas essayer ? Qu'est ce que je risque ?

II. La diffusion de l'information scientifique

1. Diffusion par les politiques

La santé publique

La santé publique, activité organisée par la société, concerne toutes les mesures, qu'elles soient privées ou publiques, prises pour prévenir les maladies, promouvoir la santé et prolonger la durée de vie de la population. L'objectif de ses activités est de donner les moyens à chaque personne d'être en bonne santé en se concentrant sur l'ensemble de la population et non individuellement sur chaque patient et chaque maladie. Parmi les fonctions principales de la santé publique, on retrouve la promotion à la santé et l'éducation à la santé.

Au sein de chaque nation, les orientations et prises de décisions en santé publique dépendent de nombreux facteurs internes mais également externes.

Sur une échelle internationale, l'OMS (Organisation Mondiale de la Santé) émet de nombreuses recommandations dans l'objectif de diminuer les inégalités de santé à travers le monde et d'imposer des lois d'éthique protégeant les citoyens.

Au sein même des pays, les politiques de santé publique sont sous l'influence directe d'agences indépendantes, tel que l'HAS (Haute Autorité de la Santé) en France. Cette agence joue un rôle d'expertise scientifique en émettant des recommandations et des avis sur les prises de décision politique en matière de santé. Ces prises de décision sont tenues d'être transparentes.

Le traitement de médecine non conventionnelle que je vais suivre aux Etats Unis a pu se développer au sein d'une clinique privée, où les règlementations protégeant les malades de pratiques non reconnues par la science sont moins rigoureuses. On peut se demander si ce traitement, sortant des sentiers scientifiques règlementaires, aurait pu être découvert et développé dans un pays tel que la France, ayant un service de santé essentiellement public et suivant les recommandations scientifiques de manière beaucoup plus stricte.

2. L'Education dans le domaine de la santé

Historique

Le XXe siècle, marqué par l'essor de la technicité et le développement des sciences connexes, a vu la médecine s'installer dans toutes les strates de la société, ce qui confère à l'institution médicale un « pouvoir élevé au rang d'une puissance quasi-supérieure, car pouvant défier la douleur et la mort » (Jouet, Flora, Las Vergnas, 2010).

Durant ce dernier siècle, les progrès de la médecine ont été innombrables. Le lien entre bactéries et maladies est effectué, les antibiotiques et la vaccination sont découverts, la chirurgie se développe ainsi que les méthodes d'examens allant du tensiomètre à l'échographie[36].

Le droit aux soins pour tous grâce à la Sécurité Sociale existe en France depuis le 4 octobre 1945[37].

L'espérance de vie augmente considérablement en un siècle. En France, de 1900 à 2000[38] elle est passée de 48 à 79 ans grâce notamment aux progrès médicaux et au développement de la santé publique.

L'apparition du sida et de grandes problématiques sociétales telles que l'avortement et la contraception, ainsi que la succession de différents scandales tels que l'affaire du sang contaminé, de l'amiante et l'affaire du médiator vont contribuer à l'ébranlement de la toute puissance de l'institution médicale. Selon J . Scheffer (2011), certains de ces scandales auraient été couverts et cachés, dans un premier temps, par l'académie des sciences.

Depuis le début du XXIe siècle, la science médicale se retrouve face à ses limites dans le traitement des maladies chroniques en plein essor. En France, les maladies liées à des facteurs alimentaires ont progressé de 3,2% entre 1997 et 2000 (Souccar, Robard, 2004). Selon un rapport de l'OMS datant de 2010[39], les maladies non transmissibles seraient devenues la plus importante cause de mortalité à travers le monde et atteindraient des proportions épidémiques, proportions qui devraient encore progresser, puisque les prévisions tablent sur une augmentation de 15% de la mortalité de 2010 à 2020. La plupart de ces

[36]http://fr.wikipedia.org/wiki/Histoire_de_la_m%C3%A9decine, dernière visite le 24.07.15.

[37]http://fr.wikipedia.org/wiki/S%C3%A9curit%C3%A9_sociale#.C2.A0France, dernière visite le 24.07.15.

[38]http://fr.wikipedia.org/wiki/Esp%C3%A9rance_de_vie_humaine, dernière visite le 24.07.15.

[39] Rapport de l'OMS, Global status report on non communicable disease, 2010.

maladies sont fortement associées à quatre comportements : le tabagisme, l'inactivité physique, une mauvaise alimentation et l'abus d'alcool et pourraient être réduites significativement notamment en diminuant les facteurs de risque.

Ainsi, les enjeux en santé publique dans les prochaines années sont davantage liés aux comportements des populations qu'aux progrès médicaux eux-mêmes, ce que signalait déjà l'OMS (Simon, Traynard, Bourdillon, Gagnayre, Grimaldi, 2010)en 2003, précisant que « l'observance se retrouverait chez moins de 50% des patients atteints de pathologie chronique et entraînerait une aggravation des dépenses de santé : résoudre ces problèmes permettrait d'améliorer davantage l'efficacité des soins que n'importe quel progrès médical ».

Un nouveau rapport à la santé

Pour le citoyen, le rapport à la santé change peu à peu, élargissant son sens jusqu'alors réduit à « l'absence de maladie »[40] : avec l'amélioration de la qualité de vie et l'augmentation de l'espérance de vie, la santé devient synonyme de « prévention et maintien ».

En 1948, l'OMS définit alors la santé comme « un état complet de bien-être physique mental et social, et ne consiste pas seulement en une absence de maladie ou d'infirmité »[41].

Vers une démocratie sanitaire

Selon Jouet, Flora et Las Vergnas (2010), la superpuissance institutionnelle des sciences médicales sera progressivement et très lentement remise en cause dès l'année 1934. Les personnes malades déplorent alors un manque d'écoute et d'accompagnement du corps médical et reven-

---

[40]http://fr.wikipedia.org/wiki/Sant%C3%A9, dernière visite, le 24.07.15.

[41] Actes officiels de l'Organisation Mondiale de la Santé, n°.2,p.10 et entré en vigueur le 7 avril 1948.

diquent un besoin de plus en plus important d'informations et d'interactions avec les professionnels de la santé. Suite à ces revendications, un nouveau type d'échanges sera fondé sur des pratiques informelles et non formelles entre patients alcooliques anonymes. L'apparition du sida et de grandes problématiques sociétales telles que l'avortement et la contraception permettra d'étendre ce modèle d'organisation petit à petit à d'autres groupes, organisations qui se formaliseront progressivement. Ces mouvements s'accentuent avec la succession de différents scandales et face aux limites de la science médicale dans le traitement des maladies chroniques et des pathologies à diagnostic vital négatif.

Désormais, la « pyramide des seuls savoir et pouvoir médicaux comme sources de guérison et de gestion de la maladie » est remise en cause ((Jouet, Flora, Las Vergnas, 2010). On assiste à une perte de confiance de la population en la médecine. L'objectif est de rendre visible l'incapacité du système de la santé face à ces nombreuses nouvelles problématiques. Ces groupes s'organisent peu à peu en collectifs et s'appuient sur les médias pour se faire soutenir par l'opinion publique. En se basant sur l'interaction, le partage d'informations, l'entraide entre les malades, la formation entre pairs, ces associations développent une approche globale de la personne et permettront, progressivement, la remise en question du paradigme de la gestion du monopole du savoir biomédical. Cette remise en question de la toute puissance médicale permettra à ces associations de gagner une place au sein du système de santé publique et de provoquer ainsi des réformes dans sa gestion, notamment en ce qui concerne le médicament, de sa recherche à sa distribution.

Des associations de ce type, soutenant les personnes atteintes par la rétinite pigmentaire, maladie dont je souffre, existent à travers le monde : Rétina France [42] pour la France, la Fondation Fighting Blindness[43] aux Etats Unis, RP Fighting Blindness[44] au Royaume Uni et Rétina international[45] au niveau mondial, pour n'en citer que quelques exemples.

Un champ pluridisciplinaire

L'éducation dans le domaine de la santé est rattachée à de nombreuses théories et pratiques hétérogènes et tous les auteurs ne s'accordent pas sur le fait qu'elle soit une discipline à part entière. En France, « les définitions récentes ne sont pas stabilisées et confirment que l'éducation à la santé est un champ théorique en construction, se référant à un ensemble vaste et complexe de disciplines, comme la psychologie, la sociologie, l'économie, la statistique… » (Jouet, Flora, Las Vergnas, 2010).

Aujourd'hui, différents courants se sont emparés de cette notion. La forme classique de l'éducation est historiquement organisée par les professionnels soignants, la forme impulsée par les patients eux-mêmes défend l'entraide et la reconnaissance de leur spécificité ainsi que l'empowerment[46]. Enfin, la forme impulsée par les sciences de l'éducation s'intéresse à la construction et à la reconnaissance des savoirs expérientiels visant, toujours selon les mêmes auteurs, à « la formalisation par les patients, de savoirs, puis de reconnaissances, voire de com-

---

[42]http://www.retina.fr/, dernière consultation le 24.07.15.
[43]http://www.blindness.org/, dernière consultation le 24.07.15.
[44]http://www.rpfightingblindness.org.uk/home.php?home=yes, dernière consultation le 24.07.15.
[45]http://www.retina-international.org/, dernière consultation le 24.07.15.
[46] « L'empowerment, est "la volonté de respecter les droits de l'individu et d'éviter la stigmatisation des communautés à risque, la responsabilisation des individus à l'égard de leur propre santé et l'invitation faite au public de participer à l'élaboration des actions de santé publique". (Coleman, Bouësseau, Reis, 2008).

pétences issues d'apprentissages informels »(Jouet, Flora, Las Vergnas, 2010).

La promotion de l'éducation concernant la santé au sein des politiques de santé publique en France

Elle s'effectue par l'intermédiaire de l'INPES[47] (Institut National de Prévention et d'Education pour la Santé). Cet établissement, sous tutelle du ministère de la santé, conduit des programmes de prévention et d'éducation pour la santé dans le cadre des politiques nationales. Ces programmes de prévention visent directement l'ensemble de la population ou bien s'effectuent par l'intermédiaire de professionnels de l'éducation, du milieu médico-social et associatif ainsi que par l'intermédiaire de professionnels de la santé.

Diffusion de l'information nouvelle auprès du citoyen français en santé publique

Les outils mis en place par l'INPES pour informer le citoyen français sont :

- Des campagnes de communication (télévision, radio, presse, affichage....) s'adressant à l'ensemble de la population.
- Des publications à l'appui de ces campagnes et pour chaque thématique traitée. L'Institut utilise un certain nombre de supports (dépliants, brochures, autocollants, livres, etc.) adaptés aux différents publics.
- Des outils d'aide à l'action pour les professionnels.

Je n'ai trouvé aucun accès à l'actualité scientifique concernant la recherche sur ma maladie via le circuit de diffusion officiel de l'information nouvelle en santé - géré par les politiques de santé publique -. Les ophtalmologues,

---

47 http://www.inpes.sante.fr/INPES/quefaisonsnous.asp, dernière visite le 24.07.15.

quant à eux, sont toujours trop pressés lors des consultations pour consacrer du temps à mes questions.

3. Les différentes théories de l'éducation en santé

Ce qui suit est tiré du livre « Modèles et pratique en éducation du patient : apports internationaux » publié par l'INPES (Vincent, Loaêc, Fournier, 2009).

L'éducation thérapeutique:

Rendue obligatoire en France depuis 2009 (Tourette Turgis, 13.02.2015)[48], l'éducation thérapeutique du patient est une priorité dans les recommandations nationales de santé publique. Elle constitue un ensemble de pratiques visant à permettre au patient l'acquisition de compétences afin de pouvoir prendre en charge de manière active sa maladie, ses soins et sa surveillance, en partenariat avec ses soignants. Elle sensibilise aux diverses modalités du traitement et de sa surveillance, à l'auto surveillance de paramètres biologiques ainsi qu'à la prévention afin d'éviter des complications. Elle a pour objectif de rendre le patient compétent pour contribuer à maintenir ou améliorer sa qualité de vie. Elle a pour avantages de retarder les complications inhérentes à la maladie, de réduire la dépendance envers les soignants et d'apprendre à vivre au quotidien sa nouvelle condition.

L'éducation du patient

L'éducation du patient concerne davantage les comportements de santé à adopter et les maladies à éviter, ainsi que les comportements à adopter face aux impacts de la maladie sur la fonctionnalité du corps. Elle supervise éga-

[48] http://www.catherine-tourette-turgis.fr/

lement les projets de vie de la personne malade. Les impacts de la maladie sont liés aux changements de vie et de comportements qu'entraînent les traitements, la prévention des complications et les rechutes.

L'éducation pour la santé

L'éducation pour la santé inclut les deux précédents concepts et s'appuie sur une vision globale de la santé et de la maladie. L'éducation pour la santé se situe dans une logique de culture sanitaire de santé publique. Elle concerne, au sens large, autant la maladie que les comportements de santé et le mode de vie de la personne malade.

L'éducation à la santé

L'éducation à la santé concerne l'éducation de la santé dans le milieu scolaire. Sa fonction sociale rejoint celle de la santé publique en partageant les enjeux du développement d'une éducation pour la santé tout au long de la vie (Institut Français de l'Education, 2011).

La nécessité d'un changement de paradigme

L'intervention de soins s'est développée selon un paradigme biomédical à visée curative où les experts dictent ce que le malade doit faire. Cette intervention, située sur les incapacités et non sur les forces et ressources, est davantage pertinente pour les maladies aiguës à l'origine d'une rupture temporaire du malade avec son mode de vie que pour les maladies chroniques.

Les maladies chroniques, ou laissant des incapacités, sont définies comme une perte définitive de la condition antérieure du malade nécessitant un traitement continu afin d'éviter, ou au moins de retarder, la dégradation de l'état de santé. Pour reprendre le contrôle de sa vie et retrouver une certaine autonomie, le malade doit éviter de dépendre des équipes médicales et être responsable de son traitement. Ceci nécessite, de la part du patient, une certaine connaissance de sa maladie, d'où le besoin de redéfinir l'intervention de soins.

L'éducation pour la santé vise l'accompagnement du malade vers l'acceptation afin qu'il retrouve une vie la plus normale possible. Les malades deviennent des agents de leur santé et des partenaires de l'équipe de soins. Mais, pour cela, il est nécessaire de potentialiser leurs compétences et savoirs et de les reconnaître. Cette rencontre entre deux univers implique un art de communication dans un domaine où la tendance, pour les intervenants, est de dire ce que le patient doit faire dans un monologue incompréhensible par le malade. De leur côté, les malades doivent devenir des sujets actifs.

Nous assistons à un nouveau concept, récent mais peu développé, centré sur une approche écologique visant les compétences et l'empowerment et ciblant les capacités d'agir des personnes.

Pour aider les malades à transformer leur projet de vie, l'intervention éducative est de préférence centrée sur le projet des personnes dans le respect de leurs valeurs, croyances et convictions. Elle se réalise grâce à un processus de co-apprentissage continu, celui du malade et celui du soignant, mettant en valeur l'interdépendance synchrone des acteurs, il s'agit donc de « co-développer des savoirs, savoir-faire, savoir-être et savoir mieux vivre ensemble » (Vincent, Loaêc, Fournier, 2009). La démarche de communication « pour cibler un but » permet de travailler dans ce sens.

Une démarche « pour cibler un but »

Les maladies chroniques ou laissant des incapacités, contrairement aux maladies aiguës et temporaires, concernent l'ensemble des dimensions de la vie présente et future des personnes affectées. Les problèmes qu'elles engendrent sont complexes, multiples et affectent toutes les dimensions de la vie. Il n'existe aucune solution universelle à ces problèmes, obligeant une prise en compte de l'ensemble des dimensions de la vie des personnes (sociale, économique, psychologique, éthique, culturelle, scientifique, politique, etc.), l'identification et la description des différents éléments en jeu ainsi que les relations entre ces éléments. La solution est complexe et va dépendre de la capacité à intervenir sur plusieurs facteurs.

Voici un descriptif des différents cadres de référence de cette approche relationnelle :

- L'approche centrée sur la personne et son projet de vie : Cette approche vise, pour la personne, l'acquisition de compétences, afin qu'elle puisse prendre en charge de manière active sa situation, ses soins et sa surveillance, en partenariat avec les acteurs impliqués avec elle dans la situation, et cela afin qu'elle prenne les meilleures décisions pour elle-même.
- Le modèle éco-systémique : Ce modèle, centré sur l'interaction personne/milieu, s'impose de plus en plus en contexte de maladie laissant des incapacités. L'idée, ici, est que les êtres humains font partie d'un vaste système de vie et ne peuvent être considérés isolément. Ce modèle exige une analyse globale de la situation des personnes et de leurs proches et une analyse des interactions des différents systèmes avec lesquels elles sont en contact.
- L'approche réflexive : La pratique réflexive invite chaque intervenant, le malade et ses proches, à mieux se situer dans le processus d'intervention. L'ensemble des actions de chacun est analysé, interprété et évalué dans l'idée d'une poursuite d'objectifs précis.
- L'approche de partenariat : Selon Bouchard (1999), le partenariat se définit par l'association entre les personnes, leurs proches, les intervenants, les gestionnaires et les décideurs du système de santé dans un rapport vi-

sant l'égalité. Chacun reconnaît l'expertise des autres et leurs ressources dans la prise de décisions par consensus concernant la réalisation du projet de vie des personnes. Les malades « analysent la situation à travers leurs savoirs particuliers, leurs expériences de vie. Les intervenants mettent à la disposition des personnes et de leurs proches leurs savoirs experts afin que ceux-ci viennent y puiser les savoirs dont ils ont besoin pour mieux comprendre la situation et y trouver des solutions. Ainsi, les savoirs disciplinaires et les savoirs des personnes et des proches forment un savoir commun.Les intervenants reconnaissent la capacité des personnes à reprendre en main le cours de leur vie, avec le soutien de leurs proches. Ils amènent les personnes et les proches à identifier leurs besoins objectifs et subjectifs, leurs connaissances ainsi que leurs compétences pour réaliser leur projet. Celui-ci pouvant d'ailleurs être tout autre que celui souhaité par les intervenants. Ceux-ci reconnaissent que les savoirs des personnes et des proches sont vrais et valides, et les considèrent comme une expertise aidante. Ils les informent aussi selon leurs besoins réels et les guident pour trouver les solutions les mieux adaptées à leur réalité » (Vincent, Loaêc, Fournier, 2009).

Comme je l'ai déjà précisé précédemment, l'essentiel des informations indispensables à la compréhension de ma maladie - concernant notamment son aspect évolutif - je les ai obtenues de manière autodidacte ; dans un premier temps par l'intermédiaire de revues et livres et dans un second temps sur Internet. Je n'ai jamais eu accès à une quelconque forme d'éducation en santé, alors que l'Education Thérapeutique a été rendue obligatoire depuis 2009.

J'échange avec d'autres malades, sur les réseaux sociaux, des informations concernant l'état de la recherche scientifique sur la rétinite pigmentaire. Nous lisons et discutons des potentiels futurs traitements ainsi que des articles scientifiques. Malheureusement, dans nos discussions, nous n'avons pas le point de vue des scientifiques spécialisés sur ce sujet, avis qui nous permettrait d'améliorer nos savoirs et notre compréhension de certains articles scientifiques.

Certains sujets sont récurrents, tels ceux concernant les médecines non conventionnelles : les discussions finissent en débats passionnels et disputes. Seul l'avis de scientifiques pourrait faire avancer ces débats.

La seule approche éducative qui conviendrait aux personnes à l'affût de l'actualité scientifique serait une approche de partenariat, approche prenant en compte l'intérêt d'un échange entre malades et scientifiques, tous deux détenteurs de savoirs. Malheureusement, je n'y ai jamais eu accès.

4. Des lois qui garantissent la diffusion de l'information

Des Lois qui protègent l'information des intérêts commerciaux

Les organismes publics sont indépendants de tout intérêt lucratif comme le demande la loi n° 83-634, du 13 juillet 1983 portant sur les droits et obligations des fonctionnaires. (Souccar, Robard, 2004, p.296).

L'article 19 du code de déontologie des médecins, datant de 1995 dans sa version la plus récente, précise que « le médecin ne peut cumuler des fonctions susceptibles d'aliéner son indépendance professionnelle ou de le faire bénéficier d'avantages indus » et que « le médecin ne peut aliéner son indépendance professionnelle sous quelque forme que ce soit », « cette indépendance est acquise quand chacun de ses actes professionnels est déterminé seulement par le jugement de sa conscience et les références à ses connaissances scientifiques, avec, comme seul objectif, l'intérêt du malade. »

Depuis la loi « droit des malades » de mars 2002, « les professionnels de santé ayant des liens avec des entreprises et des établissements produisant ou diffusant des produits de santé, ou avec des organismes de conseil intervenant sur ces produits, sont dans l'obligation, avant de s'exprimer oralement ou par écrit dans le public, de nous faire connaître ces liens ».

Des Lois et Chartes qui améliorent l'accès à l'autonomie du citoyen français

En 1986, la Charte d'Ottawa[49], établie par l'OMS, « inspirée avant tout par l'attente de plus en plus manifeste d'un nouveau mouvement en faveur de la santé publique », se défend, entre autre, de donner les moyens à l'individu d'être acteur de sa santé par la volonté d'éduquer. Le chapitre « Acquisition d'aptitudes individuelles » de cette Charte mentionne que « la promotion de la santé appuie le développement individuel et social grâce à l'information, à l'éducation pour la santé et au perfectionnement des aptitudes indispensables à la vie. Ce faisant, elle donne aux gens davantage de possibilités de contrôle de leur propre santé et de leur environnement et les rend mieux aptes à faire des choix judicieux. Il est crucial de permettre aux gens d'apprendre à faire face à tous les stades de leur vie et à se préparer à affronter les traumatismes et les maladies chroniques. Ce travail doit être facilité dans le cadre scolaire, familial, professionnel et communautaire et une action doit être

---

[49]Charte d'Ottawa, établie à l'issue de la première Conférence internationale sur la promotion de la santé, du 17 au 21 novembre 1986 par l'OMS

menée par l'intermédiaire des organismes éducatifs, professionnels, commerciaux et bénévoles et dans les institutions elles-mêmes ».

La loi Kouchner [50] du 4 mars 2001, fruit, entre autre, du mouvement associatif, modifie le droit des malades en faisant du patient un partenaire dans sa relation avec le médecin :

« Art. L. 1111-4 – Toute personne prend, avec le professionnel de santé et compte tenu des informations et préconisations qu'il lui fournit, les décisions concernant sa santé. », « Le médecin doit respecter la volonté de la personne après l'avoir informée des conséquences de ses choix…. »

« Art. L.1111-7- Toute personne a accès à l'ensemble des informations concernant sa santé détenu par des professionnels et établissements de santé… » et, selon B. Kouchner, « s'établira ainsi une approche, une pédagogie, une écriture, un style médical qui ne tiendra pas seulement compte du jargon médical, de la protection du secret médical mais au contraire de la nécessité d'un dialogue avec le patient».

Selon Fainzang (2006, p.19), ces lois auraient été établies davantage dans un souci juridique, afin de protéger le médecin d'éventuelles poursuites. De plus, selon l'auteur, l'abondante littérature médicale fait allusion à l'ère de l'autonomie du malade, alors que les articles comportent des réserves où l'information peut être exceptionnellement soustraite au patient en fonction du jugement personnel que le médecin porte sur les capacités du malade à affronter l'information.

Selon Broclain (2001), le modèle autonomiste est supposé s'être substitué au modèle paternaliste ; c'est le modèle en vertu duquel le patient est en droit, en tant que

---

[50] http://www.gouvernement.fr/gouvernement/colloque-du-4-mars-2011-la-loi-kouchner, dernière visite, le 4.05.12

citoyen adulte, libre et responsable, de refuser de consentir aux décisions de son médecin et d'assumer, sous réserve d'une information appropriée, le rôle de décideur final des soins qui le concernent. Faisang rajoute que même si les textes juridiques attestent une évolution intéressante dans la société, on ne saurait cependant les utiliser comme source exclusive pour évaluer la réalité de cette évolution.

Ainsi, selon la charte d'Otawa et la loi Kouchner, l'apport, au malade, des informations nécessaires à la compréhension et à la prise de décision concernant sa maladie devrait être systématique.

L'accès à mon dossier médical semble être encore une aberration. Certes, on m'a effectué, jusqu'à présent, les copies de tests que je souhaitais, mais sans volonté d'aide à la compréhension de ces examens. On m'a, au contraire, déjà menti concernant leur analyse[51].

5. Diffusion par les médecins

La médecine conventionnelle

La médecine conventionnelle recouvre toutes les pratiques thérapeutiques fondées sur les données actuelles de la connaissance scientifique et/ou sur des travaux de méthodologie rigoureuse et contrôlée[52], effectués par des ex-

[51] Depuis que j'ai démarré mon traitement, lors d'une consultation auprès d'un spécialiste de la rétine, j'ai demandé à ce qu'il y ait une réelle comparaison, en ma présence, entre les résultats de mon champ visuel avant et après traitement. Cet ophtalmologue me répondit que les résultats étaient les mêmes avant et après. J'appris ensuite, lors d'une correspondance avec un docteur en optométrie, que ces tests étaient incomparables ; les paramètres de base et le lieu de test étant différents. Cet ophtalmologue m'a tout simplement et délibérément menti.
http://journalpatiente.blogspot.fr/.

[52] Selon des méthodologies rigoureuses, telles que nous les avons décrites plus haut dans le chapitre 1 de cette première partie.

périmentateurs, scientifiques indépendants de tout intérêt lucratif quelconque.

Ainsi, seule la médecine conventionnelle est en mesure d'apporter au malade les soins reconnus nécessaires et utiles par la science.

La notion de vérité et de mensonge

Selon Fletcher (1979), la vérité logique est ce que nous connaissons : elle précède la connaissance. La vérité morale, quant à elle, correspond à ce que nous croyions être vrai. Simmel (1964) rajoute que le mensonge peut être une vérité non dite, un mensonge par omission ou encore une communication de fausses informations.

Mensonge et éthique

La question de l'information du malade est une des questions centrales des débats concernant la place des malades dans le système de soins, mais le plus souvent, elle est posée en termes d'éthique (Faizang, 2006, p.8). Cette dimension éthique de la question de l'information est très largement débattue dans la littérature. Tout en se basant sur le serment d'Hippocrate, selon lequel il ne faut pas faire de torts au malade, certains médecins ne souhaitent pas révéler au patient son état, alors que d'autres ne souhaitent soustraire aucune information au patient au nom du même souci de ne pas faire de torts.

Selon Fletcher (1979), la vérité est vitale pour notre idéal démocratique, mais le mensonge resterait encore aujourd'hui une pratique courante, en vue « d'une prise en charge optimale de la maladie » (Faizang, 2006, p.7).

L'information donnée par les médecins

L'information en santé est bien plus complexe que la simple annonce d'un diagnostic. Informer le patient est d'une grande imprécision et dans le discours du sens commun, cette formule signifie annoncer. Or, l'information concernant la maladie est multiple et englobe l'information générale concernant la pathologie, mais également son évolution, son pronostic, son traitement ainsi que les effets secondaires du traitement. A cela s'ajoutent la particularité de chaque malade et l'impact de la maladie sur sa vie sociale.

Le pronostic, tout comme l'évolution précise de la maladie, ne peuvent pas se définir dans la précision car ils résultent d'un jugement. Le diagnostic, quant à lui, est basé sur des données mesurables.

La vérité, avec son caractère provisoire, comme on l'a vu plus haut, peut être modifiée au cours du temps et peut ainsi modifier le pronostic ainsi que l'évolution de la maladie suite, entre autre, à de nouvelles découvertes scientifiques.

Notre époque se caractériserait par la glorification de l'information et en traduirait l'obsession. Cependant, il serait nécessaire, avant tout, d'interroger le contenu réel de cette information.

Il persisterait, aujourd'hui, un important écart entre textes et lois évoluant vers le consentement éclairé du patient et les pratiques courantes, notamment lors des examens de routine. Aussi, selon Broclain (2001), « un long chemin reste à faire pour que le paradigme autonomiste passe par les pratiques de soins ».

Le diagnostic de ma maladie, à savoir son nom, m'a toujours été donné, mais ses répercussions, son pronostic et ses effets secondaires ne m'ont jamais été précisés. Poser des questions lors des consultations a toujours été une démarche difficile, face à des professionnels manquant de temps et de volonté. Il a été bien plus facile pour moi de trouver ces informations sur Internet et auprès d'autres malades, sur les réseaux sociaux.

Depuis que j'ai démarré ce travail et que je m'informe davantage sur ma maladie, je parviens mieux à échanger avec certains professionnels. Je maîtrise mieux mes questions, connais mieux mes droits et je me sens moins intimidée.

Pratiques courantes des médecins

Presque l'unanimité des médecins, aujourd'hui, est convaincu qu'il n'y a quasiment jamais de non-dits concernant le diagnostic. Mais la plupart s'accordent à dire qu'il ne faut pas tout révéler au patient et fixent des limites à l'information, notion qui confirmerait mes expériences relationnelles avec les médecins citées précédemment.

Ils n'informent le malade que si ce dernier le souhaite et estiment qu'en ne posant pas de questions, le malade ne souhaite pas savoir. Or, nombre de patients disent ne pas savoir quoi ni comment demander. Les médecins prôneraient, ainsi, au nom de la protection du malade, un nouveau droit, celui de ne pas savoir.

Certains médecins pensent qu'il n'est pas nécessaire d'informer, estimant que les patients savent déjà. Ils sont convaincus que tout est dit au patient, alors que leurs propos ne sont pas clairs et usent de différentes stratégies comme ne pas répondre à certaines questions. Ils sont cependant plus francs avec les familles. Même si, aujourd'hui, le diagnostic est le plus souvent annoncé, le reste de l'information, notamment les complications, est encore passé sous silence tant qu'il n'y a pas de questions précises de la part du patient.

« Il convient également de noter l'omniprésence de l'analyse psychologique dans le champ médical, analyse dont on remarque qu'elle est largement plus vulgarisée que les autres disciplines de sciences humaines ».

« Tous les médecins sont d'accord pour penser que les problèmes viennent exclusivement des difficultés d'acceptation de la maladie par le malade. Aucun n'imagine remettre en cause la qualité de l'information donnée ni même la réalité de cette information. Le problème est psychologisé et dans le même mouvement, il est désociologisé ». (Fainzang, 2001, pp.29-46) L'information est essentiellement donnée aux personnes appartenant à une catégorie sociale supérieure, estimée comme plus apte à comprendre et supporter l'annonce.

Internet et les médecins

Toujours selon Sylvie Fainzang (2006, pp.98-98), les médecins voient généralement d'un fort mauvais œil, voire s'alarment ou même se fâchent lorsque leurs patients s'informent sur Internet : ces patients seraient alors vus comme étant difficiles. Pour eux, trop d'informations noieraient l'information et toutes les informations ne seraient pas forcément honnêtes. Ils penseraient également que les patients ne seraient pas aptes à les recevoir, car multiples et fortement diversifiées.

Avant de démarrer mes recherches personnelles sur Internet, je pensais avoir fait le tour de la question concernant ma maladie. Depuis le début de mes recherches, des questions sur cette maladie et la manière de vivre avec restent sans réponses. Certaines de ces questions sembleraient dépasser les compétences de simples ophtalmologistes praticiens non spécialisés sur cette maladie.

6. Diffusion par les médias

Communication scientifique

Cette communication s'effectue grâce à la vulgarisation des termes scientifiques difficilement compréhensibles pour le citoyen ordinaire et toutes les personnes non spécialisées dans le domaine scientifique concerné.

Les journalistes sont des intermédiaires directs entre la science et le citoyen. Or, les journaux scientifiques, comme les autres journaux, sont le plus souvent des entreprises à but lucratif et sont, comme le précise le Comité Consultatif National d'Éthique pour les Sciences de la Vie et de la Santé, « à l'affût de scoops ou de nouvelles qui participent au succès médiatique et financier de leur employeur (revue, journal, télévision, etc.). Cette situation peut générer des liens préférentiels et même des connivences entre certains journalistes et certains chercheurs. Elle peut aller jusqu'à créer des liens de subordination entre le chercheur et le journaliste. Elle peut aussi créer des injustices, certains chercheurs ayant moins accès à la presse que d'autres »[53].

Certaines annonces peuvent être sources de faux espoirs ou de désillusions, voire de modifications déraisonnables du comportement de certains citoyens. Aussi, une divulgation prématurée peut être source de crise de confiance. Le Comité Consultatif National d'Éthique pour les Sciences de la Vie et de la Santé en France propose des recommandations visant à améliorer la qualité de l'information que les scientifiques se doivent de transmettre à la société afin d'éviter ces dérives.

Un autre problème concernant une avancée scientifique précocement annoncée est celui de son délai d'efficacité. En effet, l'information scientifique reste incertaine et « l'étude de population en est un exemple : ces études établissent s'il existe ou non, dans la population étudiée, une association entre une caractéristique donnée et le développement possible d'une maladie et sa gravité. Mais l'interprétation individuelle de cette information statis-

---

[53] Selon le Comité Consultatif National d'Éthique pour les Sciences de la Vie et de la Santé, AVIS n° 109, Communication d'informations scientifiques et médicales, et société :enjeux éthiques, 4 février 2010.http://www.upf.edu/pcstacademy/_docs/CCNE-Avis109.pdf, page 5-12.

tique est complexe. Pourtant, les messages envoyés par certaines entreprises qui vendent de la médecine dite prédictive, insistent clairement sur un risque individuel et motivent le public à faire appel à elles dans l'espoir de connaître un hypothétique devenir médical »[54].

En Grande Bretagne, « The Social Issues Research Center »[55] (le centre de recherche des issues sociales), précise la différence notable entre journalistes et scientifiques dans les perspectives et l'accentuation des informations qu'ils apportent. Les tensions sont inévitables entre ces deux corps de métier dont les activités sont destinées à être largement répandues.

Le public a le droit d'accès à l'information nécessaire lui permettant d'effectuer les meilleurs choix de vie possibles.

Les informations trompeuses et les faits imprécis parfois rapportés par les journalistes risquent d'être dangereux pour les personnes vulnérables Ainsi, les journalistes devraient explicitement considérer les possibles réactions du public et prendre des décisions appropriées sur la manière de transcrire l'information. Les médias devraient être gouvernés par un code de bonnes pratiques.

L'Union Européenne (Carrada, 2006) souligne l'importance d'apprendre aux citoyens à améliorer leur compréhension de l'information scientifique en améliorant leur niveau culturel, social et économique. D'autre part, la perception négative de la recherche scientifique augmenterait dangereusement. Le travail de la science doit être valorisé afin que les citoyens sachent et apprécient ce qui est fait.

---

[54] Idem.

[55]Guidlines of science and health communication, prepared by the Social Issues Rechearch Center in partnership with the Royal Society and the Royal Institution of Great Britain, nov. 2001
http://www.sirc.org/publik/revised_guidelines.shtml

Selon le Comité Consultatif National d'Éthique pour les Sciences de la Vie et de la Santé[56], une multitude de renseignements sur tous les sujets donne « l'illusion d'une connaissance universelle accessible à tous, crée un besoin rapide de savoirs mais sans rendre apparente la nécessité de développer un esprit critique ». Face à ces informations acquises sur la toile Internet, le citoyen ne serait plus naïf, mais sans pour autant être correctement informé.

Les informations que je peux trouver sur internet sont complexes et multiples. Je les classerais en quatre groupes :

- Les informations scientifiques brutes, articles scientifiques mis en ligne gratuitement.
- Les informations de journalistes sur des sites d'actualité.
- Les informations sur des sites à visée commerciale proposant des soins (et parfois même des produits de soins et compléments alimentaires) non reconnus par la communauté scientifique.
- Les informations échangées sur les réseaux sociaux et constituants un mélange des trois types d'informations précédentes, parfois revisitées et réinterprétées. S'y ajoutent des témoignages d'expériences personnelles de traitements scientifiquement reconnus ou non.

Les informations qui m'ont amenée à suivre un traitement non reconnu scientifiquement proviennent des deux dernières catégories : de sites à visée commerciale et de réseaux sociaux. Ces sites et réseaux sociaux véhiculent

[56]Comité Consultatif National d'Éthique pour les Sciences de la Vie et de la Santé, AVIS n° 109, *Communication d'informations scientifiques et médicales, et société :enjeux éthiques,* 4 février 2010, http://www.upf.edu/pcstacademy/_docs/CCNE-Avis109.pdf, page 13, dernière consultation le 24.08.14

des informations considérées comme dangereuses et porteuses de faux espoirs pour les personnes vulnérables.

Mesures mises en place par les politiques, en France et en Europe, pour « surveiller les médias »[57]

- Souligner au citoyen l'importance critique de la validation des informations scientifiques : Stimuler l'esprit critique du citoyen concernant la validité de l'information et son origine, favoriser les échanges étroits entre scientifiques et médias et éduquer à l'utilisation de sites validés.
- Inciter et encourager une bonne communication de la part des scientifiques : Les informer des conséquences des sciences sur la société, les encourager à participer aux débats, à distinguer la vérité de leurs opinions personnelles ainsi qu'à éviter la pression médiatique et la soif de notoriété. Il est également nécessaire de les mettre en garde contre l'exagération des résultats et à ne pas divulguer prématurément une grande avancée scientifique.
- Elever le niveau de base de formation scientifique des citoyens.
- Mesures gouvernementales pour contrôler les sites et forums médicaux : « Le gouvernement a pris des mesures afin de mieux contrôler les sites et forums médicaux qui se multiplient sur Internet. En effet, des centaines de sites ayant trait à la santé en France proposent des informations médicales plus ou moins objectives et contrôlées. Pour contrer ces dérives, et assurer l'information en santé des patients la plus complète et la plus fiable, le Parlement a voté en mars 2009 un amendement à la loi « Hôpital, Patients, Santé et Territoires», qui invite ces sites à faire figurer sur leur page

---

[57] Idem, pp.15-17.

d'accueil leurs liens avec des sites institutionnels - caisses d'assurance maladie, l'Agence Nationale de Sécurité du Médicament et des produits de santé (ANSM) ou Haute Autorité de santé (HAS). Ce dispositif complète la mise en œuvre en novembre 2007, sous le contrôle de la HAS, d'un système de certification -fondé sur le volontariat- des sites dédiés à la santé, système qui a connu un réel succès : plus de 700 sites répondant aux critères ont été certifiés. Ce qui commence à exister pour les sites dits de santé n'existe pas pour le grand nombre d'« encyclopédies » qui naissent sur le Web. Si, dans l'absolu, l'universalisation des données scientifiques peut être considérée comme un bien, la validation nécessaire à leur transformation en information scientifique n'est pas acquise et réclamerait un investissement considérable de la communauté scientifique ».

L'information que je peux trouver sur les sites d'actualité, concernant la recherche thérapeutique sur la rétinite pigmentaire, est plus enthousiasmante que celle que j'obtiens en lisant des articles scientifiques. Selon certains sites d'information, des essais cliniques de thérapie génique auraient amélioré la vue de certains patients, mais ces journalistes ne précisent pas que cette amélioration ne fut que temporaire et que les chercheurs ont encore du travail devant eux pour la rendre permanente.

III. Conclusion

La recherché médicale

La recherche médicale, à l'origine de l'information nouvelle concernant la santé de l'homme, est organisée autour de règles éthiques et juridiques très strictes afin de protéger les malades des investigations à risque. Ainsi, tout nouveau traitement possible, qu'il soit médicamenteux, chirurgical, diététique ou autre, sera testé rigoureusement avant son autorisation d'application. Ces tests cliniques sur l'homme peuvent prendre plusieurs années, voire plus d'une décennie pour être validés.

La recherche médicale est également influencée par des règles plus subtiles. Les paradigmes de recherche dominants peuvent censurer certains sujets s'éloignant de leurs grandes orientations. L'influence des lobbies ouvre la question de l'indépendance des chercheurs et de leurs liens de subordination avec les organismes financiers.

Les autres informations, sortant des sentiers scientifiques réglementaires, formulées dans des discours non conformes, sont verrouillées.

La communication entre scientifiques se fait essentiellement sous forme d'articles publiés dans les journaux scientifiques spécialisés et majoritairement en anglais. Ces journaux sont onéreux. Depuis peu se développe le concept d' « open access », accès gratuit des travaux de recherche en ligne sur internet, au bon vouloir des auteurs. Mais la totalité de la recherche scientifique est encore loin d'être accessible gratuitement et à tous.

Il se développe, à travers le monde, des cliniques privées proposant des soins non reconnus par les institutions de santé. Le traitement que je suis actuellement s'effectue dans une de ces cliniques. Il est en cours d'évaluation clinique au sein de l'institution médicale.

Cette médecine non-conventionnelle issue de l'acupuncture est appliquée par un thérapeute formé en dehors de l'institution médicale. Son efficacité scientifique n'est pas reconnue. L'intérêt que portent les scientifiques sur ce traitement a-t-il été retardé par le fait qu'il sorte des sentiers règlementaires, sachant que la première étude clinique le concernant a été publiée plus de dix ans après son existence ?

La gestion et la diffusion de l'information scientifique

Au sein même des pays, les politiques de santé publique sont sous l'influence directe d'agences indépendantes jouant un rôle d'expertise scientifique en émettant, en toute transparence, des recommandations et des avis sur les prises de décision politique en matière de santé.

L'apparition de nouvelles maladies et l'incapacité de la médecine à y faire face a progressivement remis en cause la superpuissance de cette institution. Au milieu du siècle précédent, des associations de malades se sont peu à peu mises en place pour améliorer les droits des malades. Ce mouvement est à l'origine de la notion d'éducation dans le domaine de la santé. Aussi, différentes disciplines se sont emparé de ce nouveau concept : les sciences médicales elles-mêmes, les associations de malades et les sciences de l'éducation. Parmi les différentes théories, seule l'approche de partenariat permettrait des échanges entre les malades et les chercheurs scientifiques, échanges qui apporteraient aux malades des réponses à un grand nombre de leurs questions.

Beaucoup de Lois et Chartes se défendent de donner les moyens à l'individu d'être acteur de sa santé et permettent au malade de devenir un partenaire dans sa relation avec le médecin en lui donnant accès à l'ensemble des informations concernant sa santé. Il persisterait un important écart entre lois et pratiques. Aussi, les médecins s'accordent aujourd'hui pour dire qu'il ne faut pas tout révéler au patient et fixent des limites à l'information.

L'information ne concerne pas seulement le diagnostic, elle concerne l'ensemble de la maladie, son évolution, son traitement et ses effets secondaires. Il semblerait que l'information donnée au malade resterait très pauvre et que les problèmes rencontrés par les patients seraient exagérément psychologisés, par des analyses psychologiques largement vulgarisées, et dans le même temps désociologisés.

Les journalistes, intermédiaires directs entre la science et le citoyen, ont des objectifs d'information s'éloignant des objectifs des scientifiques. Ils sont à l'affût d'information participant au succès médiatique et financier de leurs employeurs, ce qui peut les amener à modifier la réalité de l'information pour la rendre plus attractive, et donc source de faux espoirs, de désillusions voire de modifications déraisonnables du comportement de certains citoyens pouvant amener à une crise de confiance. La France, tout comme le Royaume Uni et l'Union Européenne ont émis des recommandations aux médias afin de limiter ce type de dérive. L'Union Européenne recommande également une augmentation du niveau scientifique des citoyens afin d'améliorer leur compréhension.

En tant que malade, si je souhaite rester à l'affût de l'information nouvelle concernant la recherche médicale sur ma maladie, j'ai un accès direct à certains articles scientifiques ; suis-je capable de les comprendre ? Malgré le développement récent de l'Education à la Santé, mon expérience personnelle confirme la persistance d'une difficulté d'accès à l'information nouvelle en santé.

Dans l'idée de le protéger, il ne faudrait informer le malade que des sujets validés scientifiquement et lui interdire d'accéder aux autres informations. Ainsi, je n'aurais jamais pu trouver le traitement que je suis actuellement.

Le citoyen est-il capable de rechercher de nouvelles informations et de nouvelles pistes de traitement de son propre gré tout en se protégeant des dérives commerciales?

Partie 2. Le savoir profane

La partie précédente m'a permis de comprendre comment nait l'information nouvelle - savoir scientifique - en santé, information nouvelle qui est à l'origine des traitements médicaux.

Le traitement que je vais suivre n'a pas été découvert par la science[58]. Il est né au sein d'une médecine non-conventionnelle : l'acupuncture, Comment peut-on qualifier ce type de savoir sortant des sentiers battus ? Quelle en est sa valeur ? Ce savoir pourrait il être la source d'un nouveau traitement ?

L'expérience des personnes expérimentant un traitement de médecine non conventionnelle est elle une source de savoir qui permettrait d'évaluer ce traitement ?

I. Généralités

1. Définition

Les savoirs savants

Ces savoirs formels ont été définis en première partie de ce travail. Issus des universités et contrôlés par des règles d'expérimentations très strictes, les savoirs savants

[58] « Au début des années 90, un acupuncteur, au Danemark, utilisait des microsystèmes d'acupuncture pour traiter des douleurs d'arthrite. Lors de ses traitements, certains patients rapportèrent une amélioration de leur vision. C'est ainsi qu'il découvrit 48 nouveaux points sur les pieds et les mains qui ne sont associés à aucun autre système d'acupuncture et qui seraient efficaces pour les affections dégénératives de la vue. Il développa ensuite ce traitement aux Etats-Unis dans une clinique privée. »
Extrait de mon blog : http://journalpatiente.blogspot.fr/

sont enseignés dans les écoles, universités et instituts de formation. Organisés institutionnellement, ces lieux représentent l'éducation formelle.

Et que savent les autres, les non scientifiques ?

Je reprendrai ici la définition précise de Feldman (2000, p.89) concernant les savoirs du citoyen ordinaire, nommés savoirs profanes, par opposition à la forte autorité détenue par les savoirs savants légitimés par le « sacré » de l'autorité scientifique. Elle dit que « Du seul fait de vivre dans une société, toute personne a acquis du savoir sur cette société, et sur elle-même. Ce savoir peut prendre différentes formes : il peut apparaître spontané, quasiment inconscient de lui-même, « insu » en quelque sorte, ou, au contraire, il peut avoir fait l'objet d'élaborations. Il peut être plus ou moins explicite, plus ou moins cohérent, plus ou moins pertinent. C'est dire que nous prenons ici le terme de savoir dans son acception la plus large. C'est, en effet, à partir de ce savoir que l'être humain se repère dans la société, dans la vie, et se confronte perpétuellement à des problèmes de valeurs et de sens. »

Rapport entre les savants et le reste de la société

Si l'on considère que tout élément non scientifique est profane, le savoir savant se construit à partir du savoir profane.

2. Le savoir informel

La partie immergée de l'iceberg

La définition de cette notion varie fortement d'un auteur à l'autre.

Brougère et Bézille (2007, p.117) utilisent la métaphore de l'iceberg pour donner un début de définition de ce type de savoir et surtout de son utilité. Si l'on considère la partie submergée d'un iceberg comme étant le savoir formel, appris dans le système scolaire, la partie restante, celle immergée, concerne les savoirs informels. Ces savoirs s'effectuent, par exemple, à l'occasion des activités quotidiennes, des relations aux autres, de la résolution de problèmes, de la communication dans une langue étrangère, de la lecture de livres, de l'utilisation d'internet et lors de bon nombre d'autres actions quotidiennes.

Ainsi, le savoir de chacun ne se réduit pas au cursus scolaire, mais à tout ce qui est caché. Or, les pratiques dominantes de recherche « ne prennent pas en compte cette dimension et continuent à ignorer l'essentiel de l'iceberg » (Brougère et Bézille, 2007, p.123).

Des définitions ambiguës et contradictoires

Certains auteurs, tel que Tough (1971) mettent en avant une absence d'institutionnalisation. D'autres, tel que Pain (1989), soulignent une absence d'intentionnalité éducative dans la définition de la notion d'apprentissages informels.

La notion d'intentionnalité a amené certains auteurs, tel Livingstone (2000), à faire la distinction entre apprentissages informels et autodidactie et à distinguer le non formel de l'informel ; le non-formel étant organisé par des institutions moins formelles que l'école, telles les associations et organisations communautaires. Foley (2000), quant à lui, qualifie les apprentissages en fonction de leur degré de formalisation. Enfin, il est important de rappeler qu'il existe des apprentissages informels au sein de l'éducation formelle.

Savoirs autodidactes

Brougère et Bézille(2007, pp.123-139) définissent l'autodidactie comme une « alternative aux formes institutionnalisées d'apprentissage », une « forme sociale d'apprentissage indépendante ». Cette forme d'apprentissage, avec l'idée de se former sans maître, est décrite comme une forme de dissidence par certains auteurs ou encore, comme la trace d'une soumission liée à l'idée d'une dépendance à la notion de scolarité par d'autres auteurs. Certains, enfin, voient les savoirs autodidactes comme disparates, sans valeurs, démunis d'organisation.

Des travaux plus récents qualifient la notion d'autodidactie comme complémentaire entre les apprentissages formels et informels. Elle jouerait un rôle moteur dans les innovations, pouvant se développer au sein même des organisations scolaires sous forme de déviation à l'intérieur du formel ou à côté des institutions indépendamment de celles-ci, dans une pratique sociale avec une logique de développement propre.

Ces pratiques seraient efficaces et source d'activités créatrices en osant des sauts logiques et en bricolant avec des formes de savoirs différents : elles permettraient ainsi des liens inédits et des mises en relation de savoirs dispersés, activités que les savants hésiteraient à effectuer.

Vers une reconnaissance institutionnelle

Cette notion de savoirs expérientiels, impulsée par les organismes internationaux sera mentionnée pour la première fois en 1971 par le Conseil de l'Europe en soumettant un rapport signé par Bertrand Schwartz et intitulé « Education permanente, le fondement d'une politique éducative intégrée ». Ce rapport propose une conception de l'éducation permanente organisée autour de trois mots-clefs : égalisation, globalisation et participation. La notion de globalisation est une référence à l'expérience quotidienne dans le processus éducatif.

En 1972, le rapport de l'UNESCO[59] coordonné par Edgar Faure et al. , « Apprendre à être » distingue trois ni-

[59]http://www.education.gouv.fr/cid1106/la-validation-des-acquis-de-l-experience-vae.html, dernière visite le 5.05.12

veaux d'éducation : le premier étant celui de l'éducation diffuse. Celle-ci est définie comme étant le processus permanent grâce auquel tout individu adopte des attitudes et des valeurs, acquiert des connaissances grâce à son expérience quotidienne, aux influences de son milieu et à l'action de toutes les institutions qui l'incitent à en modifier le cours. Durant cette même période, de nombreux travaux apporteront une contribution significative à ce domaine.

Il faudra attendre 2002 pour que la validation des acquis de l'expérience professionnelle de plus de trois ans, concernant les expériences salariées, non-salariées ou bénévoles [60] soit reconnue et possible, suite à la Loi n°2002-73 du 17 janvier 2002, en réponse au nouveau contexte économique. Cette loi permettra essentiellement de favoriser les changements professionnels par la reconversion, la mobilité et la progression professionnelle ainsi que la reconnaissance des acquis face aux nouvelles exigences de diplôme.

Un courant récent en éducation concernant la santé travaille sur la reconnaissance des savoirs expérientiels du patient tels que définis par Jouet, Flora et Las Vergnas (2010).

Dans ce travail, j'analyserai ma propre expérience de malade suivant un traitement non reconnu par les autorités de santé publique ainsi que l'expérience d'autres malades suivant ce même traitement. De plus, je m'intéresserai à l'expérience professionnelle de la personne qui va me soigner à l'aide d'une médecine non conventionnelle. Le scientifique responsable de la recherche clinique sur ce traitement est aussi détenteur d'une expérience informelle - celle de sa rencontre avec cette médecine et de sa pratique - ; je m'en servirai également.

[60] http://www.vae.gouv.fr/, dernière visite le 5.05.12

Toutes ces expériences sont intentionnelles, ainsi, je qualifierai les savoirs auxquels je m'intéresserai de savoirs profanes ; cette notion me permettant d'éviter les ambiguïtés de signification concernant les savoirs informels décrits ci dessus.

3. Formalisation de l'expérience

Afin de tirer des savoirs de cette partie de l'iceberg immergée, il y a nécessité de formalisation.

Enjeux

Les enjeux des savoirs informels sont définis par deux approches différentes. L'approche anthropologique dont l'intérêt est la construction de sens dans « une visée émancipatrice et critique de la personne »et « l'approche méthodologique des sciences humaines où l'attention est portée sur le produit, le savoir, la connaissance comme méthode de recueil »pour les chercheurs (Jouet, Flora et Las Vergnas, 2010).

Mais expérience n'est pas systématiquement synonyme d'acquis

Prendre connaissance de cette expérience et la transmettre nécessite une formalisation de celle-ci exigeant une réflexivité et un travail sur les représentations. Toujours selon Bézille et Brougère (2007), un ensemble de dispositifs nouveaux est destiné à aider la personne à tirer parti de ses apprentissages informels, en utilisant le récit de vie (ou histoire de vie), le témoignage, les ateliers d'explicitation des pratiques professionnelles ou encore la recherche-action-formation.

Selon Dewey (1968, pp.68-69) l'expérience nécessite une continuité et une transformation pour qu'elle soit source d'éducation, ce qui signifie que l'expérience doit se situer dans un processus de formation continue, en empruntant quelque chose aux expériences antérieures et en modifiant la qualité des expériences ultérieures.

Le modèle d'apprentissage de Kolb (1984) (figure 1) reprend cette notion en la détaillant. Selon lui, tout apprentissage informel passe par quatre étapes successives :

- Une expérience concrète (1) : Vécu, intuition
- Une Observation réfléchie (2) : Analyse avant l'action, réflexion sur l'action
- Une conceptualisation abstraite (3) : Théorie structurée, synthèse et généralisation
- Une expérimentation active (4) : Mise en application, réalisation pratique

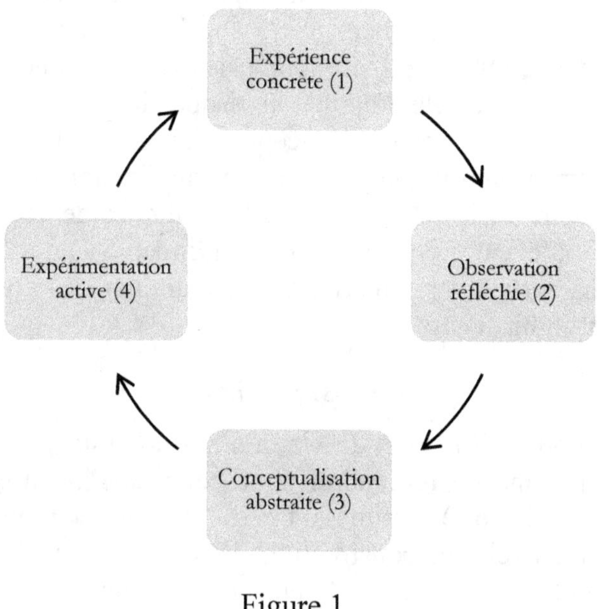

Figure 1

Chaque individu entre dans ce cycle d'apprentissage par une de ces étapes et doit effectuer l'ensemble du parcours pour qu'il y ait réellement apprentissage.

Critique

L'individu qui analyse son expérience peut être tenté de rendre l'expérience objectivable pour l'adapter à la vérité, notion qui ne pose pas de problème dans l'approche anthropologique de l'expérience telle que celle de Legrand (2004, pp.9-53) où le sujet imprime un sens, une direction à son parcours de vie dans ses différents aspects. Certaines critiques remettent en question la dimension formative de l'expérience soutenant également que ce processus viserait en premier lieu l'adaptation à la réalité. Les savoirs expérientiels du patient définis par Jouet, Flora et Las Vergnas (2010, pp.56-57) risquent d'être considérés comme de la pensée magique s'ils ne sont pas assez documentés et complets, « à cela s'ajoute le risque de simplification, voire de stérilisation des concepts originaux (...) en raison d'un formatage qui peut induire des applications stéréotypées, voire caricaturales. Enfin, les critiques de cette pratique soulèvent qu'encourager le sentiment d'auto efficacité dans certaines populations peut entraîner des comportements antisociaux ».

L'histoire de vie

La notion d'histoire de vie n'a pas non plus de définition unanime, je reprendrai donc celle de Pineau et Legrand (2007, p.4), définissant cette pratique comme étant une « recherche et construction de sens à partir de faits temporels personnels, engageant un processus d'expression de l'expression » par des moyens divers et variés, tels que l'écriture, la parole et de nombreux autres médias.

Cette pratique, située au carrefour de plusieurs disciplines, nécessite une réflexivité critique, un des objectifs fondamentaux de l'éducation, engendrant un continuum entre le rapport au savoir savant et au savoir profane.

Quel intérêt pour la personne qui raconte ?

« La personne qui raconte son histoire de vie, suivant sa condition d'exercice, en mettant en sens du vécu, peut être aidée, assujettie ou autonomisée » (Le Grand, 2008).

L'histoire de vie est une révélation du privé de la personne qui se raconte. D'un point de vue éthique, peut on révéler cette vie privée, et à qui ?

Pour que les expériences auxquelles je m'intéresserai deviennent sources de savoir, il y a nécessité de formalisation de ces expériences.

Afin de formaliser leurs expériences, je m'entretiendrai avec la personne qui me soigne et avec le scientifique responsable de la recherche clinique dans l'idée de leur faire raconter leur histoire. J'utiliserai également mon histoire de vie et celle d'autres malades expérimentant cette médecine non orthodoxe[61]. Quels savoirs se cachent derrière ces expériences de vie effectuées en dehors des institutions ?

4. Participation

Selon Brougère et Bézille (2007, p.117-152), la participation apporte une dimension sociale et collective de l'apprentissage et favoriserait les apprentissages. Cette vision de l'apprentissage s'éloigne de celles basées sur l'acquisition ou la construction des connaissances. « Apprendre, ce n'est pas accumuler mais participer : on ne peut séparer l'apprentissage de l'engagement dans une pratique au sein d'une situation. »

[61] Ou non conventionnelle.

Communauté de pratique

Wenger (2005) définit la communauté de pratique (figure 3) comme une structure sociale de connaissance. L'activité de la communauté est l'apprentissage. L'objectif des membres n'est pas d'appartenir à une communauté, mais d'apprendre au quotidien, des autres, sur soi et sur l'objet qui rassemble.

Les trois éléments constitutifs d'une communauté d'apprentissage :

- Le domaine de connaissance ou ensemble d'enjeux, de défis et de problèmes rencontrés faisant l'objet de focalisation et la raison d'être de la communauté.
- La communauté ou ensemble des personnes se sentant concernées par les enjeux du domaine et désirant le voir se développer, désirant partager, contribuer et apprendre. La réciprocité, la confiance et l'ouverture y sont indispensables.
- La pratique partagée fondée sur l'histoire de la communauté et les connaissances construites par les membres au sein d'un répertoire partagé.

Trois éléments clés sont nécessaires pour qu'il y ait apprentissage au sein d'une communauté :

- La participation
- La socialisation. Un processus d'apprentissage indispensable au processus de socialisation.
- Le développement identitaire par la négociation de la signification. Le sens donné aux actions est développé dans l'échange entre les membres.

Différents niveaux de participation et d'engagement y sont tolérés et certains participants peuvent rester silencieux tout en étant actifs.

Dans ce travail, il sera question, entre autres, d'un groupe de discussion sur les réseaux sociaux d'auto-communication de masse. Ce groupe Facebook « Retinitis Pigmentosa – research and treatments »[62] peut être qualifié de communauté de pratique où les adhérents ont comme objectif l'échange et le partage de leurs connaissances concernant la recherche d'un traitement de la RP[63].

II. Les savoirs des malades

Sandrin-Berthon (2008, pp.43-45) soulève la question « Qui éduque l'autre ». Selon elle, la démarche éducative doit s'inscrire dans un dialogue à trois temps entre patient et soignant, autour des savoirs d'humanité, savoirs scientifiques et savoirs expérientiels.

1. La notion d'expertise

L'expertise reconnue

L'expert peut être une personne disposant de compétences et connaissances techniques dans un domaine précis et ses avis sont reconnus par la loi.

Le malade qui vit une expérience

L'expert peut également être une personne vivant une expérience, qu'elle soit choisie ou subie, telle que la maladie. Ce vécu dote le malade de nombreux savoirs expérientiels et fait de lui un expert à son tour. Le patient est celui qui subit la maladie et par extension celui qui va subir un examen médical, des soins, ou une opération chirurgicale. Ainsi, ce malade est encore « considéré comme devant surtout être un bon observant plutôt qu'un « expé-

[62] Rétinite Pigmentaire – recherche et traitements
[63]Ou Rétinite Pigmentaire.

rimentateur » créatif » (Jouet, Flora et Las Vergnas, 2010). Le terme d'usager est parfois utilisé pour remplacer celui de patient, sans réel changement dans les considérations mêmes du malade.

La possibilité d'un malade « expérimentateur », actif au sens de la méthode expérimentale, ne convient pas à l'organisation de notre système de santé. Il est rarement offert au patient la possibilité d'être reconnu ou de bénéficier d'une telle marge de manœuvre. Un malade chronique peut exceptionnellement expérimenter volontairement tel ou tel dosage ou telle ou telle conduite, en accord avec les professionnels de soins, mais la grande majorité subit des protocoles sans libre arbitre ni possibilité de consentement.

L'expérience de la maladie comme savoir.

La maladie, étant une expérience vécue, entre dans la définition des savoirs expérientiels. Grâce à une reconnaissance croissante des savoirs expérientiels liés à la maladie, le patient commence à être reconnu et utilisé comme expert ayant acquis son expertise par l'expérience. La notion de patient expert sera introduite aux Etats Unis dès 1985, alors qu'elle n'apparaîtra en France que dans les années 1998.

2. Quels savoirs pour les patients ?

Une redéfinition de la clinique

Les savoirs académiques, acquis dans le cadre formel de l'école ou de l'université, consacrent une place importante à la clinique définie par l'observation directe du malade alité. Dans la logique d'un patient expert, une recherche participative de ce dernier ou la pratique d'une auto clinique de sa maladie sont des potentiels de transformation de son expérience en savoir expérientiel, impliquant un changement paradigmatique de la notion de clinique.

Un épisode initiatique

L'expérience de la maladie peut également être vécue comme un épisode initiatique, processus d'autoformation initiatrice où la personne malade, comme le précisent Jouet, Flora et Las Vergnas (2010, p.57),« rencontre des obstacles, chute et se relève, se dépareille de son identité pour en habiter une nouvelle ».

De possibles apprentissages autodidactes

L'expérience de la maladie chronique entre dans la définition de l'autodidactie de Bézille (2003, p.109) comme « [...] modes d'acquisitions de savoirs, de savoir-faire et d'attitudes particulières dans la relation à ces apprentissages (organisés), hors des contextes scolaires ou de formation, quelle que soit leur nature ». Cette expérience peut ainsi créer chez le malade, toujours selon Jouet, Flora et Las Vergnas (2010, p.58), « les conditions d'une auto direction volontaire de ses apprentissages. Pour des motivations aussi bien extrinsèques (suivre son traitement au mieux) qu'intrinsèques (moins souffrir), il peut alors devenir plus formellement un autodidacte, structurant des savoirs de multiples natures, savoirs issus de son vécu ou de celui de ses relations avec les soignants, ses proches ou d'autres malades. »

Ce champ semblerait encore peu théorisé dans les programmes classiques d'Education Thérapeutique.

Cette reconnaissance des savoirs expérientiels de la maladie serait elle uniquement bénéfique aux patients ou ces savoirs pourraient ils également bénéficier à tout le système de santé ?

Jusqu'à ce jour, la notion de patient expert concerne davantage la connaissance fine de la maladie et du savoir vivre avec, que la participation à la recherche d'un traitement.

Depuis que j'ai démarré le traitement de médecine non-conventionnelle[64], je n'ai pas eu l'opportunité de discuter, dans de bonnes conditions, avec un ophtalmologue spécialiste de la rétine de mon expérience avec ce traitement, ni de ses possibles bénéfices.

III. Pourquoi le malade cherche-t-il ?

Un patient critique

Selon un sondage réalisé par l'institut CSA et diffusé par le Ministère de l'Enseignement Supérieur et de la Recherche en 2007, 94 % des Français pensent que la Science est utile à la société et 85 % lui font confiance[65].

Il semble cependant que la société actuelle soit plus critique vis à vis de la Science, en particulier des 'certitudes' scientifiques, qu'elle ne l'était il y a quelques décennies où pouvait parfois même exister un certain scientisme. La révolution d'Internet et la forte médiatisation de certains risques médicaux sont les principales raisons de cette évolution.

Un patient actif et acteur

[64] Depuis le début de mon traitement, j'ai rencontré deux spécialistes de la rétine. Le premier, lorsque je lui ai raconté mon histoire, s'est moqué de moi et le second m'a menti concernant les résultats de mes tests. http://journalpatiente.blogspot.fr/

[65] Comité Consultatif National d'Éthique pour les Sciences de la Vie et de la Santé, AVIS n° 109, Communication d'informations scientifiques et médicales, et société : enjeux éthiques, 4 février 2010. http://www.upf.edu/pcstacademy/_docs/CCNE-Avis109.pdf, dernière consultation le 07.08.15.

Précédemment nous avons décrit la pleine émergence d'un patient actif et acteur dans la prise en charge de ses problèmes sanitaires et la gestion de sa thérapie. Selon Sylvie Fainzang (2006, p.10), ce type de comportement, tout comme la volonté de mettre en place un contre pouvoir face au pouvoir médical, ne serait pas quelque chose de systématique et ne serait pas le plus courant dans la population des patients.

Les malades et l'information en France

Il est manifeste que les malades, quel que soit leur milieu social, et en dépit de ce que croient les médecins, veulent savoir le maximum de choses sur leur mal : la nature précise du diagnostic, l'évolution de la maladie, les traitements possibles, leurs effets et leurs risques, même s'ils ne le demandent pas toujours.

Selon Ménoret (1989), l'incertitude dans laquelle se trouvent les patients est fort mal vécue, bien plus mal, semble-t-il, que la connaissance d'un diagnostic, voire d'un pronostic grave.

Les malades souhaitent savoir pour se plier à un traitement et le poursuivre mais également avec la conviction qu'ils pourraient utilement prévenir l'aggravation de leur maladie.

L'information obtenue auprès des médecins

La plupart du temps, les patients seraient peu satisfaits de l'information reçue des médecins, notamment concernant le diagnostic. Se sentant ainsi dépossédés de leur corps, ils n'oseraient cependant pas poser de question, et souvent, ils n'interviennent pas sur le choix des modalités de traitement. Dans certains cas, le patient se sent véritablement rabroué lorsqu'il demande une information.

Obtenir des informations des médecins semblerait difficile pour de nombreux patients qui ont parfois le sentiment que leur quête d'information serait traitée par le mépris. La lutte serait, dans certains cas, le seul moyen de conquérir l'information.

De nombreux patients, déçus après l'obtention de données et explications purement factuelles, finiraient par se résigner.

Pour d'autres malades, l'information transmise n'aurait aucun intérêt et les médecins n'auraient aucun savoir.

Il existerait un certain décalage entre les attentes d'information du malade et les informations données par les médecins. Pour les malades, les enjeux ne sont pas toujours prioritairement sanitaires, mais sociaux ou relationnels. La volonté d'être informé se fonde, pour certains, sur le désir de pouvoir disposer de leur avenir, de pouvoir organiser leur temps et leur vie.

Pour Fainzang (2006, p.85), « La communication entre le patient et le médecin est très spécifique. Elle tient à la nature fort complexe de la relation elle-même, qui allie des relations unilatérales de confidence et de soumission tout à la fois… Il y va aussi d'une attitude traduisant un positionnement social, par lequel certaines catégories de patients se retrouvent plus enclines à s'affronter au médecin et à l'autorité qu'il représente… demander l'information devient un acte politique. ».

Pourquoi chercher l'information ailleurs ?

La frustration du manque d'information et des consultations trop brèves poussent les malades à recourir à d'autres sources d'information. Les médecins condamnent le recours aux autres sources d'information qu'ils jugent préjudiciables ou fausses.

Comme mentionné précédemment, je ne suis pas satisfaite de l'information que j'ai obtenue des spécialistes de ma maladie, toujours trop pressés pour répondre à mes questions. C'est en ressentant un début de baisse de ma vision centrale et lasse d'entendre systématiquement la même phrase « il n'y a rien à faire », que j'ai démarré une recherche, sur Internet, concernant l'état de l'avancée de la recherche médicale.

IV. Les différentes sources d'information

1. Internet

Le développement exponentiel d'internet ces dix dernières années a augmenté, avec la même rapidité, l'abondance des ressources d'information.

Nous avons assisté, ces dernières années, à des changements profonds dans la communication scientifique et médicale, notamment suite à la généralisation de l'accès aux réseaux informatiques via Internet.

L'auto communication de masse

Castells (2011) décrit l'auto-communication de masse sur la toile comme un lieu d'information et d'échange largement incontrôlé rendant possible la capacité instantanée de communication en échappant largement au contrôle du gouvernement et des grandes entreprises médiatiques. Selon lui, on ne peut pas contrôler Internet si on ne le débranche pas. Il constate également qu'Internet peut stimuler l'apprentissage des connaissances et les mouvements intellectuels, mais dans certaines conditions.

Le patient et Internet

« Contrairement à ce que les médecins penseraient, les recherches sur Internet ne sont pas toujours faites de façon sauvage et désordonnée. Les patients ont parfois conscience de la fiabilité de certains sites et de la noncrédibilité de certains autres (….) Il n'est pas rare que les patients comparent les informations recueillies et leurs sources, bien que, dans certains cas, la qualité attribuée par le patient à une source puisse être douteuse (…) Le recours à Internet est vécu par de nombreux patients comme un acte de transgression. » (Faizang, 2006)

Le rôle majeur joué par Internet dans la transformation des savoirs médicaux et dans les relations que chacun entretient avec l'information a été montré par Hardey (2004), pour qui Internet ne produit pas seulement des patients plus réfléchis, n'accordant pas toute leur confiance aux sources conventionnelles d'autorité mais leur permet de questionner ou de contester les avis des professionnels de la santé.

Toutefois, selon Faizang (2006, p.99), « une telle analyse laisse supposer que la consultation d'Internet est une remise en cause de l'autorité médicale. Or, ce recours est parfois, au contraire, la conséquence d'une reconnaissance par les patients de cette autorité et de la position hiérarchique qui l'accompagne, les poussant, on l'a vu, soit à ne pas oser demander l'information à ceux qui l'incarnent, soit à demander confirmation à leur médecin de ce qu'ils ont lu sur la Toile. »

Pour Giddens (1991), la masse d'informations disponible aujourd'hui reflète la diversité des autorités, favorise l'émergence d'un nouveau savoir et crée de nouveaux rapports sociaux. Hardey (2004) note qu'on assiste à une reconfiguration des relations médecins/patients, dans la mesure où le patient n'est plus le récepteur passif de l'expertise du professionnel. Cet individu est à présent doté d'une certaine expertise qui le rend partiellement apte à discuter avec son médecin, à prendre des décisions et à contester certains principes en matière de soins, affirmant ainsi son autonomie. Le constat fait par Wyatt et al. (2004) paraît plus réaliste. Pour eux, un patient actif, autonome, capable d'une évaluation critique de l'information et en mesure de discuter avec son médecin des choix thérapeutiques qui s'offrent est une figure emblématique des discours sur Internet. Le plus souvent, Internet amplifie simplement les moyens d'action et de réflexion de ceux qui adoptent une posture critique ou distante par rapport aux doctrines médicales dominantes.

« En vérité de nombreux patients perçoivent une différence entre l'information recueillie sur Internet - générale et théorique - et celle qu'ils obtiennent à travers la consultation - particulière et concrète -. De ce point de vue, il n'y a pas de véritable concurrence entre les deux sources d'information, puisqu'elles ne sont pas de même nature. Pourtant peu d'entre eux sauraient dire laquelle ils tiennent pour la plus valable, compte tenu du fait que l'information particulière qu'ils reçoivent lors de la consultation est souvent soupçonnée d'être fausse et mensongère »(Faizang, 2006).

Sur Internet, j'ai découvert que le style de vie de la personne atteinte de RP pourrait influencer la rapidité de l'évolution de sa pathologie, tout comme une supplémentation en vitamines ainsi qu'une protection solaire. La toile m'apporte de nouvelles informations qui me rendent actrice dans ma prise en charge et je souhaiterais pouvoir en débattre avec les spécialistes.

En tant que professionnelle de santé, je ne ressens pas la même urgence dans ma quête d'amélioration des traitements proposés à mes patients que lors de mes recherches de traitement en tant que personne malade. C'est ce sentiment d'urgence qui me pousse à chercher toujours plus loin et qui m'autorise à me dégager des sentiers battus de la science.

Internet et la vulgarisation scientifique[66]

Dans le cadre des sciences du langage, depuis la démocratisation de nouveaux médias tels qu'Internet, les intervenants convoqués dans l'exposition de la science se sont démultipliés.

- Discours sources, discours seconds : Le discours de vulgarisation scientifique qui se présente comme un discours intermédiaire sur l'éventail des discours de transmission des connaissances est, par essence, un lieu hétérogène considéré comme un discours second brassant des discours sources.
- Une palette d'intervenants sur Internet : On repère une démultiplication des intervenants convoqués dans l'exposition de la science. En effet, l'énonciateur de la vulgarisation n'est plus la seule voix qui se manifeste dans les articles. On peut y lire les réflexions de spécialistes, les opinions d'hommes politiques ou d'industriels, de témoins ou encore de citoyens, notamment lorsqu'on s'intéresse à la vulgarisation qui touche des problèmes de société : ESB-« vache folle », OGM-maïs transgénique. Le discours de l'autre vient alors modifier l'écriture et le rôle du vulgarisateur qui, au lieu de rapporter des faits scientifiques, rapporte plutôt des discours sur les faits en faisant circuler la parole de différentes personnes impliquées par le fait scientifique.
- Un enrichissement de l'éventail des formes de la transmission des connaissances : Internet permettrait aux acteurs de la vulgarisation scientifique non seulement de poursuivre leur mission pour le grand public mais également d'élargir des accès à la science grâce aux quelques « phénomènes linguistiques contempo-

---

[66] La vulgarisation scientifique a été définie dans la première partie de ce travail.

rains comme la démultiplication des sources énonciatives, le soulignement des lieux de reformulation (lien hypertexte) (...) En effet, un texte dans lequel circulent plusieurs voix peut, grâce à plusieurs points de vue, éclairer le thème scientifique. Les parcours hypertextuels se présentent comme des grilles de lecture favorisant les approfondissements. Enfin, les formes d'écriture qui associent fiction et « fléchage » terminologique ou fiction et clés pour une relecture dans un cadre scientifique sont considérées comme plus abordables du fait de la fiction initiale. » (Hardey 2004).

Une construction de récits personnalisés

Selon Hardey (1999), Internet est un nouvel et unique médium où les savoirs des experts scientifiques sont accessibles. Pour Good (1991), la dominance médicale est dorénavant défiée non seulement par des informations médicales « exotiques », mais par un large éventail d'informations concernant la santé et ses différentes approches. Giddens (1991) estime qu'Internet est une menace pour le cœur de la médecine, qui, avant l'existence de ce nouveau moyen de communication, était exclusivement accessible aux experts et personnes habilitées à définir les espaces et expertises de la pratique. Selon McKenzie (1997), n'importe qui, avec un minimum de savoirs techniques, peut ajouter de l'information médicale à la masse d'informations déjà préexistante sur le net. Communément, les moteurs de recherche ne font pas de différence entre les informations d'expertises cliniques et celles en provenance de sources astrales.

Internet entraîne les utilisateurs dans un processus interactif intrinsèque où des décisions sont à prendre continuellement. Lorsqu'une page web utile a été identifiée, elle contient le plus souvent des hyperliens vers d'autres sites qui ne sont pas forcément intéressants. Un simple clic entraîne l'utilisateur d'un site web à un autre. Cela produit ce que l'on peut décrire comme un récit, pouvant être lu sur l'écran de l'ordinateur, enregistré dans l'ordinateur ou imprimé et ressemblant à un texte conventionnel. Pour Joyce (1995), ce récit est assemblé par les utilisateurs de telle sorte que le début, le milieu et la fin sont comme ils le désirent. Dans un sens, il n'y a pas de fin en hypertexte parce que le lecteur peut effectuer un lien vers un autre texte avant d'en arriver à la fin du texte original. La distinction entre ce qui est à l'intérieur et en dehors du site perd de sa clarté. Pour l'utilisateur, l'information obtenue par des hyperliens peut apparaître comme provenant du site initial. Les utilisateurs peuvent se déplacer dans différents sites originaires de différents pays et continents sans se rendre compte qu'ils ont perdu le premier site sur lequel ils se sont rendus.

Pour Beck et al. (1994), étant donné que les textes passent par des groupes de publics différents, ils sont sujets à des stratégies d'interprétation différentes. L'auteur donne pour exemple la publication gratuite, dans une version électronique, d'un papier scientifique. Les utilisateurs peuvent alors accéder à l'article à partir d'un hyperlien à l'intérieur d'une source différente et s'en écarter d'une manière similaire. Le processus de construction d'un récit est comparable mais nécessite de la réflexivité avec une surveillance continue, une critique et une évaluation des connaissances. Contrairement aux livres, on choisit les informations que l'on veut et on les assemble comme on le souhaite tout comme on apprend rapidement à jeter l'information indésirable au cours d'une recherche. De plus, en recherchant une information spécifique, on se sent tout à fait confiant une fois que l'on trouve ce que l'on veut.

D'après Saks (1992), l'équité des représentations offertes par Internet dissout les frontières des espaces d'expertises qui apportent une grande partie de son pouvoir à la profession médicale. De plus, l'illusion d'autorité donnée par Internet peut bénéficier aux médecines non-orthodoxes [67] normalement dépourvues de pouvoir et d'autorité.

Vers une relation d'égalité entre les relations économiques et sociales

La plus récente théorie de l'information technologique est celle de Castels (1996) qui met l'accent sur la capacité d'Internet à changer les relations économiques et sociales dans une direction d'égalité.

L'accès au marché global de la santé permet, par exemple, aux utilisateurs, d'effectuer de la chirurgie esthétique à l'étranger en même temps que du tourisme dans ce pays. Il est également possible pour les individus d'accéder à des médecines traditionnelles locales et ce phénomène suggère que la rencontre avec la médecine locale et la médecine d'expertise devrait être vue dans un contexte global. Cette multiplication de diverses thérapies décrites sur Internet et accessibles à travers le monde, apporte aux utilisateurs des ressources pour construire et reconstruire des narrations afin de maintenir ou d'altérer leur propre identité. Cette tendance met au défi les efforts des gouvernements nationaux pour tenter de mettre des barrières aux importations de médicaments ou autres traitements qui n'ont pas obtenu d'autorisation de mise sur le marché local.

En vérité, les ressources sur le net encouragent les approches pluralistes concernant la santé. D'un côté, l'information valable transcende la science établie, les frontières politiques et professionnelles et de l'autre, les ressources interactives créent des espaces nouveaux pour les créations de nouvelles narrations concernant la santé et

[67] Ou médecines non-conventionnelles

les styles de vie. Par l'intermédiaire de nouveaux groupes, lieux de « chat » et autres ressources interactives, les gens s'ouvrent aux autres dans un environnement où l'anonymat permet la confiance aux étrangers. Ces communautés électroniques ouvrent de nouvelles opportunités aux personnes atteintes de maladies chroniques et autres de participer sur une base égale à une vie communautaire. Pour Giddens (1991), les groupes globaux d'auto-entraide apportent un espace aux étrangers dans un environnement limitant les risques liés aux échanges de sentiments intimes.

Une déprofessionnalisation des professionnels de santé?

Par l'intermédiaire d'Internet, l'individu a la possibilité d'une partielle, voire d'une entière requalification. Cette exposition du savoir des professionnels de santé au citoyen est un challenge pour l'expertise médicale face au risque de déprofessionnalisation envisagée par Haug (1973). Pour Buckland and Gann (1997), la recherche d'information du citoyen est une rupture pour la tradition de distribution de l'information en santé effectuée par les professionnels eux-mêmes. Cette tradition leur permettait de contrôler le contenu et le flux de ces informations. Internet représente ainsi un challenge pour les modèles hiérarchiques préexistants responsables de la distribution de l'information. Ce changement de contrôle est central dans la thèse de déprofessionnalisation et peut être vu comme contribuant à un déclin de la croyance en les médecins.

Cependant, pour Hardey (1999), ce serait faux de conclure que la médecine conventionnelle deviendrait simplement une option que le consommateur peut choisir d'inclure dans ses choix de santé. Sur Internet, le discours dominant concernant la santé reste celui de la médecine conventionnelle et de nombreuses activités « under the umbrella » (sous l'ombrelle) sont mises en place afin de limiter l'espace et la crédibilité de la médecine non-conventionnelle.

Comme je l'ai déjà précisé en première partie de ce travail, les informations que je peux trouver sur internet sont complexes et multiples. Je les classerai en quatre groupes :

- Les informations scientifiques brutes, articles scientifiques mis en ligne gratuitement.
- Les informations de journalistes sur des sites d'actualité.
- Les informations sur des sites à visée commerciale proposant des soins (et parfois même des produits de soins et compléments alimentaires) non reconnus par la communauté scientifique.
- Les informations échangées sur les réseaux sociaux et constituants un mélange des trois types d'informations précédentes, parfois revisitées et réinterprétées. S'y ajoutent des témoignages d'expériences personnelles de traitements scientifiquement reconnus ou non.

Les informations qui m'ont amenée à suivre un traitement non reconnu scientifiquement proviennent des deux dernières catégories : de sites à visée commerciale et de réseaux sociaux. Ces sites et réseaux sociaux véhiculent des informations considérées comme dangereuses et porteuses de faux espoirs pour les personnes vulnérables.

2. Les médecines non-conventionnelles

Définition

Selon le Professeur Axel Kahn, la dénomination de médecine non conventionnelle, complémentaire ou encore non-orthodoxe, recouvre « toutes les pratiques thérapeutiques non fondées sur les données actuelles de la connaissance scientifique et/ou sur des travaux de méthodologie rigoureuse et contrôlée, effectués par des expérimentateurs indépendants de tout intérêt lucratif quelconque »[68].

La médecine conventionnelle ou fondée sur les preuves est, quant à elle, selon Lazarus et Delahaye (2007), l'outil de référence scientifiquement et éthiquement admis dans nos sociétés industrielles les plus riches, où la longévité est la plus grande. Les informations provenant des médecines non-conventionnelles ne seraient donc pas de source sûre.

Selon Vickers[69] La médecine complémentaire est définie comme étant « *astatic historical tradition* », à savoir, des traditions historiques statiques, ce qui serait contradictoire avec ses avancées et succès récents. Effectivement, des changements de fond dans sa base scientifique et son organisation structurelle ont eu lieu récemment et ces changements pourraient indiquer que la médecine complémentaire serait de plus en plus intégrative.

Aux États-Unis et dans les pays anglo-saxons, la terminologie utilisée est médecine complémentaire ou alternative. En France se côtoient de nombreuses appellations : médecines parallèles, douces, alternatives, traditionnelles, naturelles, holistiques, entre autres (Lazarus, Delahaye, 2007).

- Les médecines traditionnelles : Selon l'OMS, elles impliquent l'usage à des fins médicales de plantes, de parties d'animaux et de minéraux, de thérapies spirituelles, de techniques et d'exercices manuels.
- Les médecines parallèles : Elles englobent des soins fonctionnant grâce à des savoirs totalement indépendants de la médecine conventionnelle.

---

[68]http://www.millenaire3.com/uploads/tx_ressm3/synth__medecines_alternatives.pdf, dernière consultation le 10.08.15

[69] http://www.ncbi.nlm.nih.gov/pmc/articles/PMC1118559/dernière consultation le 10.08.15

- Les médecines douces : Elles englobent la médication douce à l'opposé de la médecine conventionnelle dite agressive.
- Les médecines naturelles : Elles sont souvent associées ou confondues avec la médecine douce et respectent le fonctionnement naturel du corps en le soignant au moyen de plantes et de techniques manuelles.
- Les médecines alternatives : Elles supplémentent ou relaient la médecine conventionnelle.
- La médecine holistique : Elle consiste à soigner la personne dans son entité. L'approche holistique est le principe idéal de la médecine générale qui serait, le plus souvent, désignée comme une médecine globale. Notre système de santé et de protection sociale baigne ainsi également dans une utopie holistique.
- Les médecines complémentaires : Elles améliorent, enrichissent et réorientent parfois le socle des savoirs et des pratiques médicales officiellement enseignées et reconnues par le système de protection sociale.

Dans ce travail, m'intéressant à l'ensemble des soins non reconnus par la médecine conventionnelle, je ne tiendrai pas compte des particularités détaillées ci-dessus et emploierai le terme général de médecines non-conventionnelles.

Le traitement que je suis est issu de la Médecine Traditionnelle Chinoise.

Recherche appliquée

Le nombre de recherches scientifiques effectuées concernant les médecines non conventionnelles est en augmentation rapide. Le nombre d'essais randomisés doublerait approximativement tous les cinq ans et la librairie

Cochrane[70] comprendrait actuellement près de 50 revues systématiques d'intervention en médecine complémentaire.

Une grand partie de ces preuves n'implique qu'une petite quantité de patients et serait, en se basant sur le point de vue des sciences médicales, d'une faible qualité méthodologique [71]. Cependant, des revues systématiques, de haute qualité, de médecine complémentaire ont été publiées récemment et fournissent une fiabilité en mesure de prendre des décisions de soins de santé.

Cette augmentation des bases de données de haute qualité aurait influencé les recommandations des organismes médicaux conventionnels qui soutiendraient de plus en plus la valeur des médecines complémentaires.

Toujours selon Lazarus et Delahaye (2007), Il existerait d'autres manières d'être malade, avec des troubles mal définis conduisant vers les généralistes où 90% de leur pratique serait scientifiquement mal explorée. La médecine conventionnelle ne prendrait en compte que la partie émergée des symptômes et des maladies explicitement formalisées, contrairement à l'approche holistique. Pour ces auteurs, un reformatage de la philosophie, de la pertinence et donc des critères d'évaluation à appliquer aux procédures et produits de soin serait nécessaire. Ces auteurs s'interrogent sur des outils conceptuels et méthodologiques suffisamment pertinents et adaptés, qui permettraient d'évaluer et décider de la place institutionnelle des médecines non conventionnelles. Faudrait-il considérer qu'il existe une médecine de soins des malades et une mé-

---

[70]« La collaboration Cochrane est une organisation à but non lucratif indépendante qui regroupe plus de 28 000 volontaires dans plus de 100 pays. Cette collaboration s'est formée à la suite d'un besoin d'organiser de manière systématique les informations concernant la recherche médicale (…). La collaboration a pour but de regrouper des données scientifiquement validées de manière accessible et résumée ».https://fr.wikipedia.org/wiki/Collaboration_Cochrane

[71] Comme détaillé en première partie de ce travail.

decine de santé qui n'est pas réductible aux gestes médicaux de la prévention tels que nous les connaissons et que ces prestations devraient relever de l'assurance maladie ?

Je n'utiliserai pas cette notion de nécessité d'élargissement de l'évaluation de l'état de santé des malades pour intégrer les médecines non conventionnelles à notre système de soins. Dans mes travaux, je m'intéresserai à une maladie diagnostiquée par la médecine conventionnelle et traitée par une médecine non conventionnelle. Les procédures d'évaluation de l'efficacité de cette médecine non conventionnelle sont celles de la médecine conventionnelle et ne nécessitent pas d'être élargies ou rediscutées pour une reconnaissance de l'efficacité de cette méthode.

Pratique clinique

Les médecines complémentaires et conventionnelles étaient traditionnellement pratiquées dans des cadres entièrement différents. Aujourd'hui, nous assistons à un fragile désir d'intégration entre les deux et il leur arrive d'être pratiquées sur les mêmes lieux. Cette notion de rattachement est une question complexe : la pression du public, l'économie et le capital du personnel jouent un rôle très important dans la détermination d'une possible future intégration.

Formation et régulation

La formation et la régulation en médecine complémentaire ont longtemps été inconsistantes. Ainsi, les patients n'avaient, jusqu'à présent, aucune garantie de la compétence du praticien qu'ils visitaient. Le premier enregistrement légal de praticiens de la médecine complémentaire est actuellement en cours et représente un premier pas dans la réglementation de ce type de médecine. Après une période transitoire, il sera interdit à quiconque de pratiquer cette médecine sans être inscrit légalement.

Au Royaume Uni, la formation en médecines complémentaires se développe de plus en plus dans les universités. Ce passage à l'université offre la possibilité aux étudiants d'interagir avec les autres étudiants dans un environnement d'analyse critique et de débat. Au Royaume-Uni, tout comme en France, des cours sur la médecine complémentaire sont également offerts aux étudiants de médecine générale. Ces cours sont des modules optionnels et fournissent généralement une introduction académique. Un grand nombre d'écoles de médecine aux États-Unis ont également des cours facultatifs et des séminaires sur la médecine complémentaire.

L'effet placebo,

La médecine non conventionnelle induirait peut être un peu plus l'effet placebo selon Lazarus et Delahaye (2007) et c'est pour cette raison que je développerai cette notion ici, dans ce chapitre.

Placebo vient du latin « placere », ce qui signifie plaire. Placebo signifiait initialement une préparation pharmaceutique sans activité pharmacologique ordonnée pour satisfaire une demande du patient. Kinnaert (2006) définit cette notion « comme l'ensemble des conséquences positives et/ou négatives d'un traitement, indépendantes de son action spécifique. Il s'observe aussi bien après administration d'une substance active ou inerte qu'après une intervention physique ou psychique. En recherche clinique, le groupe placebo est un groupe témoin qui permet par comparaison avec les patients soumis à une thérapie expérimentale de préciser l'action réelle de celle-ci. Le placebo n'a, dans ce cas, aucune visée thérapeutique. »

Toujours selon le même auteur, la plupart des propriétés attribuées au placebo, bien que très vraisemblables n'ont pas été formellement démontrées. Pour Beecher

(1955), les réponses au placebo fluctuent d'une personne à l'autre ; une catégorie de personnes est toujours répondeuse, une autre non-répondeuse alors qu'une troisième serait fluctuante. Pour certains auteurs, comme Horwitz (1993), les malades qui observent les prescriptions du médecin sont plus susceptibles d'éprouver des effets favorables que ceux qui les suivent moins scrupuleusement. Enfin, un placebo administré à l'insu du patient n'a aucun effet. Le médecin lui-même peut être un facteur de l'effet placebo ; une consultation avec un praticien enthousiaste aurait plus d'efficacité qu'avec un praticien négatif.

Le placebo n'a pas d'activité pharmacologique mais la suggestion d'un effet favorable suscite chez certaines personnes une attente, une espérance qui modifie la réponse de leur système nerveux à la douleur en augmentant la libération d'endorphines qui activent les récepteurs opioïdes. Mais les circuits neuronaux de la douleur ne seraient pas les seuls impliqués et une libération de dopamine a été observée chez des patients atteints de la maladie de Parkinson.

Il ne fait donc aucun doute que divers médiateurs chimiques jouent un rôle dans l'effet placebo dont on ne peut nier la réalité. Pour Lazarus et Delahaye (2007), « l'effet placebo peut ainsi s'ajouter à l'action pharmacologique d'un médicament mais il ne faut toutefois pas s'attendre à des miracles ».

Concurrence

Pour Lazarus et Delahaye (2007), il existerait une concurrence entre ces deux types de médecine. La médecine conventionnelle, « technique médicale et évaluative instrumentale qui réifie le patient et refuse de prendre en compte ce qui, dans l'efficacité du traitement, relèverait de la parole, de la qualité de la relation transférentielle avec le praticien et/ou l'institution soignante » alors que la médecine non-conventionnelle engloberait la totalité du malade, à l'écoute de ce dernier.

Cette concurrence est également commerciale. Notre société d'aujourd'hui est sujette à une vulgarisation d'un idéal de la forme physique de haut niveau ainsi qu'à « une angoisse diffuse sur la mauvaise alimentation induite par une avalanche d'informations fractionnées, désordonnées et mal comprises sur la physiologie du corps humain, notamment quand il est atteint d'affections au long cours. La promotion consumériste trouve ou retrouve un terrain crédule et fertile pour vendre des recettes et des produits de promotion et d'entretien de la puissance, de la force, de la forme… On nous propose un monde d'emprise sur soi, sur son corps, on renforce l'illusion de toute puissance de la volonté humaine sur la fatale dépendance aux maladies et au vieillissement du corps.» (Lazarus et Delahaye 2007). Les auteurs vont jusqu'à décrire une nouvelle offre de soins, celle de sectes religieuses ou parareligieuses, « des communautés de dévots rassemblées autour de gourous, résurgence diffuse ou explicite de la religiosité » et vont jusqu'à définir que « l'aisance apparente de beaucoup de guérisons pourrait avoir produit paradoxalement un désenchantement vis-à-vis de la guérison » où les médecines, alternatives comme classiques, ne fonctionneraient « que dans un effet de transfert entre le patient et le thérapeute où la question de rendre le sujet désireux de sa guérison et/ou de paix avec son symptôme est central et ré enchanteur. » Ainsi, « les patients « éclairés », influencés aussi par la vulgate écologique, sont amenés à être leur propre soignant et à faire leur marché d'une manière raisonnable et informée, ou au contraire pléthorique, dans une sorte d'obésité du désir des soins cumulant le médical classique et toutes les formes complémentaires. »

Enfin, l'implication du patient dans des thérapies non ou mal remboursées, lui demandant un effort financier librement consenti serait considérée comme un des facteurs d'évaluation du soin.

Personnellement, le coût important de ce traitement me met dans l'urgence d'obtenir un résultat objectif afin d'en justifier sa poursuite. S'il était plus abordable, je le poursuivrais avec moins de scrupules et serais moins à l'affût d'un résultat immédiat, sachant que son objectif principal est le maintien du peu de vision qu'il me reste. Malheureusement, afin d'évaluer son potentiel de stabilisation de ma maladie, plusieurs années sont nécessaires.

Dépenser beaucoup d'argent pour un traitement dont les résultats ne sont pas reconnus scientifiquement génère du stress et de la culpabilité, ce qui ne me semble pas faciliter l'effet placébo.

V. Conclusion

Le savoir profane

Du seul fait de vivre dans une société, toute personne a acquis du savoir sur cette société, et sur elle-même. Ce savoir peut prendre différentes formes : il peut apparaître spontané, quasiment inconscient de lui-même, ou, au contraire, il peut avoir fait l'objet d'élaborations. Par définition, le savoir savant se construit à partir du savoir profane.

Les savoirs auxquels je m'intéresserai dans ce travail sont les savoirs de malades en quête autodidacte de nouveaux traitements de médecines non conventionnelles. Ces savoirs, intentionnels, issus d'expériences et puisant leur source en dehors des institutions, sont des savoirs profanes.

Pour que l'expérience devienne un savoir profane, elle doit être formalisée, le cycle de Kolb en est un moyen.

La communauté de pratique est une structure sociale de connaissance où l'objectif principal des membres est l'apprentissage d'un objet commun à travers l'échange. Ce lieu de partage est source de savoir.

Les savoirs expérientiels des malades

La notion de patient expert commence à être discutée au sein de l'institution médicale, mais notre système de santé ne conviendrait pas à ce type de patient expérimentateur et actif dans sa prise en charge.

Etre actif et acteur dans la prise en charge de sa maladie semblerait être encore un comportement relativement marginal. Cependant, la majorité des malades souhaite être correctement informée et estime ne pas l'être suffisamment.

Les différentes sources d'information

L'auto-communication de masse, sur Internet, est un lieu d'échange d'informations largement incontrôlé.

Internet défierait la dominance médicale :

- Il permet aux malades de questionner, voire contester les avis médicaux.
- Il favoriserait également l'émergence d'un nouveau savoir du malade grâce à l'accessibilité de l'information.
- Les malades y construisent leur propre récit en copiant collant des morceaux de textes issus de sites totalement différents et leur donnent des sens inédits.
- Les relations économiques et sociales se retrouvent égalitaires au risque d'une déprofessionnalisation de l'expertise médicale.

Comme je l'ai déjà précisé précédemment, les informations que je peux trouver sur internet sont complexes et multiples.

Les informations qui m'ont amenée à suivre un traitement non reconnu scientifiquement proviennent des deux dernières catégories : de sites à visée commerciale et de réseaux sociaux. Ces sites et réseaux sociaux véhiculent des informations considérées comme dangereuses et porteuses de faux espoirs pour les personnes vulnérables.

Les médecines non-conventionnelles

La popularité de la médecine complémentaire et au moins une partie de son efficacité avaient, jusqu'à présent, été attribuées à la relation thérapeutique et à son effet placebo.

Aujourd'hui, l'institution de la santé s'intéresse de plus en plus aux possibles bénéfices des médecines non conventionnelles. La recherche scientifique effectuée sur les médecines non-conventionnelles est en augmentation rapide.

Le traitement de médecine non conventionnelle que je suis actuellement a lui-même fait l'objet d'une première étude clinique (Bittner, Gould, Rosenfarb, Rozanski, Dagnelie, 2013) et une seconde étude est en cours.

Partie 3 : Problématique et informations récoltées

A présent, nous connaissons l'origine et les moyens de circulation de l'information nouvelle en santé. Nous avons également vu que la science n'est pas la seule source de savoir et qu'en dehors de l'institution de la médecine, les citoyens communs cherchent et expérimentent des traitements non reconnus par les autorités de santé publique et j'en suis un exemple. Cette recherche profane a-t-elle un intérêt pour la science ?

Cette partie sera consacrée aux informations récoltées au fur et à mesure de ma quête autodidacte sur Internet et notamment sur les réseaux sociaux d'auto communication de masse. Je me suis également entretenue avec mon thérapeute, que je nommerai l'acupuncteur oculaire, et avec la scientifique menant la recherche clinique sur cette médecine non conventionnelle, que je nommerai la scientifique.

A l'heure où je démarre l'écriture de cette partie, j'ai déjà effectué un premier traitement aux Etats-Unis. A la clinique, j'ai passé des tests optométriques avant et après une semaine de traitement et, selon mon thérapeute, les résultats s'avèrent positifs. De retour chez moi, souhaitant confirmer cette amélioration, j'ai effectué un test visuel auprès d'un optométriste indépendant. L'optométriste me confirma une amélioration de ma vision centrale, amélioration qui dépasserait la marge d'erreurs possible - due à une différence de concentration ou de fatigue -. J'ai personnellement remarqué cette amélioration : ma vision centrale me parait plus claire et je vois moins flou au loin[72].

Bien évidemment, mes conclusions ne peuvent pas remplacer celles d'une étude clinique effectuée dans les règles strictes des Sciences Médicales et ces résultats ne garantissent pas l'efficacité de ce traitement sur long terme. Cependant, ils sont similaires aux bénéfices obtenus par d'autres membres du groupe d'auto-communication de masse[73] - dont je fais partie - et ayant suivi le même traitement.

Depuis le début de ce travail, j'ai consulté un nouvel ophtalmologue qui, lui, se prend du temps pour m'écouter et discuter de mon expérience. Il reste neutre concernant ce traitement, ne me décourage pas dans mes démarches et suit mes résultats de près. Je me trouve enfin dans une approche éducative de partenariat[74].

I. Problématique

Ma recherche est qualitative, type de recherche qui produit et analyse des données descriptives, telles que l'écriture ou les paroles des personnes concernées. C'est une méthode de recherche intéressée par le sens et l'observation d'un phénomène social en milieu naturel. Elle traite des données difficilement quantifiables.

Ce type de démarche consiste à formuler une hypothèse pour en déduire des conséquences observables, ce qui permettra d'en déterminer la validité.

---

[72] Pour en savoir plus :
http://journalpatiente.blogspot.fr/

[73] Groupe facebook concernant la recherche et les traitements de la RP auquel je fais partie :
https://www.facebook.com/groups/299295566853564/

[74] Tel que décrite en première partie de ce travail.

Problématique générale

Rappelons que l'autonomie du citoyen français face à sa santé est directement liée à son accessibilité à l'information nouvelle issue de l'institution médicale. La recherche en Sciences Médicales, source du savoir savant, est à l'origine de cette information nouvelle. Elle est gérée et diffusée de manière officielle aux citoyens par les politiques de santé publique, notamment en éducation et prévention à la santé. Mais le citoyen peut également avoir accès à certaines de ces informations de manière autodidacte.

Le malade peut il accéder au savoir savant et trouver de nouvelles méthodes de soins issues de savoirs profanes, efficaces et encore inconnues des scientifiques ? Dans le cas où cette découverte serait possible, cette forme de recherche profane pourrait-elle être utile à la recherche médicale et mener à des traitements nouveaux?

Première hypothèse

La personne me soignant à l'aide d'une médecine non conventionnelle utilise des savoirs non reconnus par la communauté scientifique et de ce fait non reconnus par les institutions. Si je reprends la définition des savoirs savants comme étant des savoirs élaborés institutionnellement par des professionnels de la science[75], j'en conclus que les savoirs de ce thérapeute sont de l'ordre des savoirs profanes, savoirs issus de l'expérience[76].

> Ce praticien de médecine non conventionnelle a développé un savoir expérientiel, savoir profane qui permettra – si la seconde étude clinique en cours s'avère positive -

---

[75] Les savoirs savants sont définis et développés en première partie de ce travail

[76] Les savoirs profanes sont définis et développés en seconde partie de ce travail

d'obtenir des résultats thérapeutiques valides scientifiquement.

Seconde hypothèse

Certaines personnes atteintes de la même maladie dégénérative de la vue que moi ont testé ce traitement et ont ensuite informé d'autres malades sur les réseaux sociaux d'auto-communication de masse des résultats positifs qu'ils ont obtenus.

Aujourd'hui, à travers le monde[77], des malades pensent que cette médecine non reconnue par la communauté scientifique pourrait être bénéfique pour leurs yeux alors que la majeure partie de la communauté scientifique semble totalement ignorer ce traitement.

Les savoirs expérientiels de ces malades - ayant testé cette méthode puis partagé leurs résultats sur les réseaux sociaux d'auto communication de masse - sont une source d'information pour la communauté scientifique.

Hypothèse principale

Je peux réduire ces hypothèses en une hypothèse principale :

Les savoirs profanes – partagés sur les réseaux sociaux d'auto-communication de masse - sont une source importante d'information nouvelle pour l'institution de la recherche médicale.

[77] Les réseaux sociaux tels que facebook permettent de regrouper des personnes atteintes par la RP du monde entier pour discuter de leur maladie.

II. Mon récit de vie

Rappelons que le récit de vie est « recherche et construction de sens à partir de faits temporels personnels, engageant un processus d'expression de l'expression » par des moyens divers et variés, tels que l'écriture, la parole et de nombreux autres médias (Pineau, Legrand, 2007, p.4). Cette pratique, située au carrefour de plusieurs disciplines, nécessite une réflexivité critique engendrant un continuum entre les rapports au savoir savant et au savoir profane.

Dès le début de cette aventure, j'ai souhaité partager mon histoire et faire bénéficier de mon expérience à d'autres personnes atteintes de la même maladie que moi. Les personnes me lisant sauront si un investissement auprès de ce traitement pourrait leur être bénéfique, et ainsi, que ce traitement soit effectif ou non, mon expérience restera utile.

Je raconte ma quête d'informations, mes doutes, mes expériences avec ce traitement et les résultats obtenus dans un récit de vie, sous forme de blog, sur Internet[78].

Dans l'idée de rester objective et crédible auprès de la communauté médicale et de l'ensemble de mes lecteurs, j'ai systématiquement effectué des tests optométriques avant et après mes traitements, et ce, en dehors de la clinique, en lieu neutre.

Voici, ci-dessous, des extraits de mon récit de vie :

- <u>**Extrait 1 :**</u> « *Petit retour en arrière: Ce qui m'a amenée aux Etats Unis* » *(27.02.2014)*

« Septembre 2013,

Cette anomalie visuelle que j'ai mise maladroitement de côté m'a rattrapée. J'étais toujours persuadée que mes cellules rétiniennes se battraient et survivraient, mais de-

[78] http://journalpatiente.blogspot.fr/

puis quelques mois, les paysages sont devenus flous et la lecture de petits caractères n'est plus possible avec mon œil gauche. Je n'ai toujours pas admis cette réalité mais face à ces changements, elle s'est obstinément plantée devant moi.

Je n'ai pas consulté d'ophtalmologiste depuis quelques années et celui que j'ai vu ce mois ci ne m'a rien appris de nouveau ; il m'a seulement rappelé que la détérioration de ma vision est normale et qu'il n'existe aucun traitement, qu'il n'y a rien à faire (...)

L'état de l'avancée de la recherche médicale ne m'a jamais intéressée. Je pensais que les ophtalmologistes m'informeraient dès la découverte d'un remède. Mais le chronomètre s'est déclenché et mes jours restants à la lumière sont comptés. Je me suis alors lancée dans une recherche féroce, sur Internet, de l'état de la recherche scientifique. Rien de significatif concernant ni les cellules souches ni la thérapie génique et d'ailleurs, je ne connais même pas mon gêne défaillant. (...)

Continuer à chercher, mais quoi ?

Je me souvins alors d'Ingrid Ricks qui expliquait, dans son blog[79]*, vouloir tenter un traitement d'acupuncture spécifique aux Etats Unis. Je ne m'étais pas attardée longtemps sur cette information, pensant qu'elle allait y perdre de l'argent et de l'énergie et surtout de l'enthousiasme avec ce type de faux espoirs. J'avais déjà tenté l'acupuncture auparavant et on m'avait précisé qu'elle ne serait pas efficace pour ma vue. Pour moi, les médecines non conventionnelles étaient un danger pour les personnes atteintes de maladies incurables. Face à de nombreux témoignages, sur Youtube, de personnes ayant amélioré leur vue avec ce type de traitement, je me suis demandé jusqu'où un praticien pouvait aller dans le men-*

[79] http://determinedtosee.com/

songe pour chercher à convaincre les gens et s'attirer de la clientèle!

Une nouvelle étude clinique qui va tout chambouler :

Quelques semaines plus tard, une nouvelle étude clinique fut publiée par une équipe de scientifiques concernant ma maladie et ce traitement d'acupuncture particulier : les conclusions sembleraient positives. Mais ce n'est qu'une première étape, puisque tout nouveau traitement médical nécessite jusqu'à quatre études cliniques avant d'être reconnu, ce qui veut dire plusieurs années d'attente.

Il y a de l'espoir, me direz-vous. Ne pouvant plus attendre, au vu de l'avancée de ma maladie, je vais m'aventurer sur le territoire américain afin de tester ce traitement. »

- **Extrait 2 :** *« Encore quelques heures d'hésitation » (6.03.2014)*

« (...) ***A la recherche d'un acupuncteur dans ma ville***

Je démarrai alors des séances d'acupuncture dans ma ville. Lors de la seconde séance, je demandai à mon acupuncteur (Chinois d'origine) son avis sur cette méthode, lui tendant l'étude scientifique sous les yeux. Il me répondit que ce n'était pas parce que cette personne avait étudié pendant un an en Chine qu'elle connaissait forcément l'acupuncture, qu'il faut se méfier de ce que l'on trouve sur Internet. Il ne lu même pas l'article. Je lui demandai alors s'il pratiquait l'électro acupuncture et la micro acupuncture. Il me répondit connaitre son métier mieux que les Occidentaux, qu'il ne savait pas s'il pouvait m'aider, qu'il fallait que je vienne me faire traiter régulièrement chez lui pour savoir si l'acupuncture pourrait avoir un effet positif sur ma vision, bref, rien de très persuasif...

Une équation impossible à résoudre

La réponse concernant l'efficacité de cette méthode est tout simplement impossible à obtenir à l'heure actuelle. Il me reste ainsi deux options : celle de tester et risquer mon argent ou celle d'attendre et me voir, impuissante, sombrer dans l'obscurité, car toutes les cellules perdues dans les prochains mois ne reviendront plus... »

- **Extrait 3:** *« Un retour quelque peu rude » (07.03.2014)*

« Des résultats difficiles à prouver

De l'aéroport à la maison, les lettres reprirent leurs formes et leurs places sur les panneaux de signalisation et les mots retrouvèrent un sens. Les maisons, à l'horizon, récupérèrent leurs fenêtres, l'écorce des arbres retrouva sa rugosité et les nuages redevinrent mon objet de rêve. Mais je ne pus toujours pas estimer l'amélioration de mon champ visuel.

Mon entourage resta sceptique, me croyant vulnérable... j'avais besoin de preuves sur papier.

Les tests visuels que l'on m'a fait faire à la clinique ne sont pas effectués de manière indépendante, j'avais donc prévu un rendez vous en ophtalmologie la semaine de mon retour.

Mon rendez vous chez l'ophtalmologue

Mon œdème était toujours présent. Je racontai, à l'ophtalmologiste, mon séjour aux Etats Unis et, sans me regarder ni cesser de noter, il me demanda quel type de traitement j'avais effectué. Lorsque je lui répondis électro-acupuncture, il fit une grimace. Il ne se donna même pas la peine de me répondre et refusa de regarder l'article scientifique que j'avais apporté avec moi, concernant l'étude clinique effectuée sur cette méthode d'acupuncture. Je lui demandai alors si l'œdème avait diminué et il me répondit ne pas avoir comparé.

En général, les ophtalmologistes sont pressés et ne se prennent que peu de temps pour répondre à mes questions, mais ce fut la première fois que j'eus, en face de moi, un praticien aussi antipathique. Étais-je, pour lui, un être humain ou une simple paire d'yeux abimés? Discuter avec lui fut tout simplement impossible; je ne savais rien, il savait tout et il me fallait lui obéir. On ne testa pas mon champ visuel et je n'eus pas la possibilité de comparer ma vision centrale et l'importance de l'œdème avec mes résultats précédents.

J'avais promis de partager mes résultats sur une page facebook consacrée à l'état de la recherche médicale concernant ma maladie, et par défaut, j'y partageai mon désarroi. C'est ainsi qu'une personne me contacta et m'informa que certains optométristes effectuent des tests de champ visuel en clinique.

La nécessité d'effectuer exactement les mêmes tests

Le troisième optométriste que je visitai fut le bon. Par chance, il effectua exactement le même test que celui que j'avais effectué en septembre, ce qui me permit enfin de comparer.

Les résultats sont positifs, j'ai amélioré ma vue, ce qui est à l'heure actuelle impossible selon les ophtalmologistes, et j'en ai les preuves sur papier. »

- **Extrait 4 :** *« Prochaines étapes de mon traitement » (17.03.2014)*

« Ce traitement d'acupuncture proposé comprend deux phases: une de récupération et une de maintien.

Phase de récupération:

Cette phase permettrait de "réveiller les cellules dormantes", à savoir celles qui ne seraient plus actives mais pas encore mortes, et de récupérer ainsi un peu de capacité visuelle. Durant cette phase, il est recommandé de se faire traiter pendant deux semaines tous les 3 à 4 mois, et ce, pendant 1 à 2 ans selon le potentiel de récupération de chacun.

Phase de maintien:

Cette phase aurait le potentiel de maintenir la vision acquise et de stopper la régression. Il est alors nécessaire de se faire traiter pendant deux semaines 1 à 2 fois par an.

Ayant obtenu de bons résultats à l'occasion de mon premier traitement, je vais donc le poursuivre et retourner aux Etats Unis début juin.

- **Extrait 5 :** *« Ce que je comprends de ce traitement »* (21.05.2014)

« La médecine traditionnelle chinoise,

La médecine traditionnelle chinoise est une vaste gamme de pratiques de médecine partageant des concepts communs développés en Chine et fondés sur une tradition de plus de 2000 ans, comprenant diverses formes de traitements tel que la phytothérapie, l'acupuncture, le massage (Tuina), l'exercice (Qigong), et la diététique.

L'acupuncture,

Selon la médecine traditionnelle chinoise, la stimulation de points d'acupuncture spécifiques corrige les déséquilibres dans la circulation du "qi" à travers des canaux appelés méridiens. Ces points spécifiques sont situés le long de la peau de l'ensemble du corps et leur stimulation implique divers procédés tels que l'application de chaleur, de pression, de laser ou encore la pénétration d'aiguilles fines.

Les microsystèmes d'acupuncture,

Des zones limitées sont traitées pour soigner l'ensemble du corps, comme, par exemple, l'acupuncture des mains, des pieds, l'acupuncture du cuir chevelu, l'auriculothérapie, etc...

Une découverte inattendue,

Au début des années 90, un acupuncteur, au Danemark, utilisait des microsystèmes d'acupuncture pour traiter des douleurs d'arthrite. Lors de ses traitements, certains pa-

tients rapportèrent une amélioration de leur vision. C'est ainsi qu'il découvrit 48 nouveaux points sur les pieds et les mains qui ne sont associés à aucun autre système d'acupuncture et qui seraient efficaces pour les affections dégénératives de la vue. Il développa ensuite ce traitement aux Etats-Unis dans une clinique privée.

Je n'ai pas pu trouver d'article concernant l'emplacement de ces 48 points, ni sur Internet, ni dans les livres, comme s'ils étaient maintenus secrets!

Ainsi, le traitement que je suis est un traitement de médecine traditionnelle chinoise additionné de ces 48 nouveaux points. »

III. Les réseaux sociaux

1. Facebook

Facebook est un réseau social en ligne qui permet à ses utilisateurs, à travers le monde, de publier du contenu et d'échanger des messages. Facebook permet à ses utilisateurs de suivre des pages et donc des thèmes précis par la mention « J'aime » mais également de créer des groupes d'intérêt avec des collaborateurs autour de sujets précis. Ces groupes peuvent être privés, ce qui signifie que seuls les adhérents peuvent lire les commentaires, liens et articles qui y sont postés. Chaque adhérent peut démarrer une conversation, d'autres sont libres de la commenter. Les administrateurs sont habilités à supprimer les discussions hors sujet ou irrespectueuses.

Ce type de groupe s'apparente à une communauté de pratique dont l'objectif n'est pas d'appartenir à une communauté mais d'apprendre au quotidien, des autres, sur soi et sur l'objet qui rassemble. Comme nous l'avons vu précédemment[80], c'est une structure sociale de connaissances et donc source de savoirs.

Je fais partie d'un groupe anglophone intitulé « Retinitis Pigmentosa – research and treatments » dont les membres échangent des informations sur la recherche scientifique et les traitements médicaux de la RP ainsi que des expériences de traitements proposés en dehors de l'institution scientifique. Le nombre d'abonnés de ce groupe Facebook a dépassé les 4000 à ce jour. C'est sur cette page que j'ai découvert l'article concernant le premier essai clinique effectué sur mon traitement. J'y ai également lu de nombreuses discussions - parfois houleuses - et témoignages concernant, entre autres, ce traitement de médecine non conventionnelle.

Voici quelques extraits de discussions sur cette page, traduits en français ; les prénoms ont été modifiés dans le respect de l'anonymat des personnes concernées :

- **Extrait 6 :**

C : *« J'ai suivi le traitement d'acupuncture oculaire la semaine dernière et souhaite partager les résultats de mes test visuels effectués avant et après le traitement, car ils sont incroyables. » (...)*

E : *« (...) J'ai quelques autres questions à vous poser: 1) Avez-vous remarqué subjectivement les améliorations obtenues par les tests? Autrement dit, lorsque vous sortez du lit, le matin, avez-vous l'impression de voir mieux? 2) (...) » (...)*

C : *« Je constate avec certitude une grande différence au niveau de mon acuité visuelle. J'écris ce message, à l'instant même, sans lunettes, ce qui était impossible avant le traitement. Je ne ressens pas une grande différence au niveau de mon champ visuel central (je suis passée de 3*

[80] Cf. partie 2 de ce travail.

degrés à 6 degrés, ce qui est encore très petit). Mais ma vision périphérique est plus notable. Je pense également avoir une légère meilleure vision dans l'obscurité, mais ce n'est peut être que dans ma tête. (...). »

- **Extrait 7 :**

F : *« Salut tout le monde! J'ai remarqué que, récemment, il y a eu pas mal de messages concernant l'acupuncture. Eh bien, je suis actuellement en cours de traitement d'acupuncture oculaire et j'ai juste pensé partager mon histoire. Jusqu'à présent, elle a été formidable! Après la première semaine, j'ai eu une amélioration mesurable de mon champ visuel, de la vision des couleurs et de mon acuité visuelle. J'ai aussi remarqué un changement important dans mon adaptation à l'obscurité. Cette semaine, j'ai remarqué que je peux voir la lumière dans mon extrême périphérie, lumière que je n'avais pas vue depuis des années. J'aurai les résultats définitifs et objectifs vendredi, mais je voulais juste partager ce début de résultats. Si vous envisagez d'effectuer un traitement d'acupuncture, appelez son bureau et demandez si vous pouvez lui parler directement. Il vous rappellera dans un jour ou deux et répondra à vos questions. Il est très terre à terre et se soucie sincèrement de nous qui avons des problèmes de vision. N'hésitez pas à m'envoyer un message si vous avez des questions. » (...)*

F : *« Oh, et aujourd'hui, je suis retourné au travail et ne me suis pas cognée à une seule chose ou personne! »*

G : *« De mon coté, mon fils, qui utilise un i Pad et un ordinateur portable à l'école parce qu'il ne pouvait pas voir au tableau, est allé à l'école aujourd'hui et a vu une carte du fond de la salle de classe. Ça fait deux ans qu'il ne pouvait plus le faire! Il a suivi ce traitement* *d'acupuncture oculaire il ya 3 semaines et sa vision continue encore à s'améliorer! » (...)*

- **Extrait 8 :**

H : *« (...) Pour ceux que cela pourrait intéresser: mon ophtalmologiste m'a écrit un e-mail il y a quelques jours pour me dire qu'il avait examiné mes résultats avant et après mon traitement d'acupuncture oculaire et il a observé une nette réduction de mon œdème maculaire*[81]*. Pour lui, c'est une preuve suffisante de l'efficacité du traitement. Je vais continuer à suivre ce traitement et travailler sur la guérison de mes yeux. Merci Docteur! » (...)*

I : *« Très heureux pour vous, H (...) a vu une amélioration de son œdème, mon frère a vu une aggravation de celui-ci (après un traitement d'acupuncture suivant la méthode de J), (...) »*

- **Extrait 9 :**

J : *« Je suis acupuncteur et suis spécialisé dans le traitement des maladies de la vue. Depuis 1988, notre clinique a traité plus de 300 personnes souffrant de différents types de Rétinite Pigmentaire. Ici vous pouvez visionner ou entendre le témoignage de A après ses traitements. Je serais très reconnaissant si vous écriviez un commentaire sur la vidéo après l'avoir visionnée. »*

Lien vers une vidéo :

http://www.youtube.com/watch?v=RwIfpFEC09c

K : *« Pourquoi si peu de témoignages sur votre site? La vision de A s'est améliorée de manière stupéfiante : Pouvez-vous expliquer, comment cela est possible? »*

J : *« Une université a fait quelques recherches afin d'analyser ce qui se passe au sein de la rétine lors de mon*

[81] Affection secondaire à la RP.

traitement (...). Leur publication est en allemand, je n'ai pas de traduction en anglais. Les scientifiques ont trouvé dans 11 cas sur 14 que la circulation du sang est accentuée au niveau de la rétine. »

Lien vers un article scientifique en allemand difficilement lisible

K : *« Malheureusement, A n'a pas parlé de sa vision nocturne et de son champ visuel ; (...) »*

L : *« Ravi de vous rencontrer JB, et bienvenue dans ce groupe. Il serait très intéressant de partager des données d'améliorations cliniques mesurables de vos patients (champs visuels avant et après traitement, acuité visuelle, ERG, etc). Pourriez-vous traduire cette étude que vous avez partagée dans cette discussion? Envisagez-vous de faire des essais cliniques officiels en Europe? »*

J : *« (...) En raison de la loi, je ne suis autorisé à vous fournir les données d'un de mes patients. » (...)*

M: *« Merci pour cette information, J, et bienvenue dans le groupe. Etant donné notre politique stricte mise en place au sein du groupe concernant la publicité, je dois supprimer cette discussion que vous avez démarrée. Vous êtes toujours le bienvenu pour participer à d'autres discussions dans la mesure où vous respectez les règles! » (...)*

- **Extrait 10 :**

N: *« Quelqu'un a-t-il des informations concernant le succès de l'acupuncteur oculaire? Il prétend non seulement arrêter l'évolution de la RP, et même, dans un certain nombre de cas, améliorer la vision de ses patients.»*

O : *« Certainement quelqu'un à éviter, j'en ai bien peur. Ce traitement est une, parmi tant d'autres, de ces tentatives d'exploiter les personnes vulnérables financièrement, via internet. Il n'existe aucune preuve scientifique qui valide l'utilisation de l'acupuncture comme un remède* *pour la RP. Le mieux que l'on puisse dire, c'est qu'il ya certains éléments de preuve que l'acupuncture peut aider à réduire le stress. La réduction de stress peut aider les gens à faire face à tout pour une vie meilleure, y compris pour la RP. » (...)*

O : *« (...). L'autre chose à garder à l'esprit est que dans le monde entier, diverses organisations crédibles et dignes de confiance auraient déjà signalé ce traitement si celui ci avait une quelconque validité. Il en est de même pour les médias. » (...)*

- **Extrait 11 :**

P : *« Je suis arrivé à Westfield pour un traitement de 2 semaines avec l'acupuncteur oculaire. Je suis impatient! » (...)*

Q : *« Je vous informerai de mes résultats dans deux semaines, en fin de traitement. » (...)*

R : *« Alors??? »*

Aucune réponse

- **Extrait 12 :** discussion privée

S : *« J'ai consulté un acupuncteur près de chez moi. Je l'ai interrogé à propos de la méthode d'acupuncture spécifique proposée par l'acupuncteur oculaire et celle proposée par T*[82] *au Canada (...) Il pense que ces personnes sont incapables d'obtenir les résultats promis (...)Selon lui, les résultats obtenus à l'aide de cette méthode seraient marginaux et équivalents à des massages pour les yeux (...) »*

---

[82] Un autre acupuncteur qui traite les maladies de la vue

- **Extrait 13:** discussion en privé avec un membre de facebook dont le frère a expérimenté un traitement d'acupuncture différent du mien.

« (...) mon frère a eu de très bons résultats qui ont tenu 4 à 5 mois. Après 6 mois, il a suivi une nouvelle série de traitement. Après cela, il n'a noté aucune amélioration subjective mais une aggravation de son œdème maculaire, avec des champs visuels revenant au point de départ (...)»

- **Extrait 14:** Discussion privée, entre U et moi-même

***U:** « Salut Nadine comment allez-vous ? Ces derniers jours, je me sens mal. Mon ophtalmologue m'a recommandé un nouveau traitement. Il pense que l'acupuncture est une arnaque. Mais je ne veux pas utiliser de drogue et souhaite poursuivre le traitement d'acupuncture. »*

***Moi :** « Désolée de lire cela U! Quel genre de test l'ophtalmologiste vous a-t-il fait effectuer? (...) Avez-vous effectué un champ visuel avant et après votre premier traitement d'acupuncture? »*

***U :** « Oui, et il n'y a pas d'amélioration (...) En fait, je visite mon médecin chaque année en mai. (...) Sachant que l'amélioration de la capacité visuelle grâce à ce traitement est maintenue de 3 à 6 mois[83], les tests que j'effectue une fois par an sont trop éloignés les uns des autres pour prouver quoi que ce soit. »*

2. Youtube

Youtube est un site d'hébergement de vidéos, sur lequel les utilisateurs peuvent envoyer, regarder et partager des enregistrements.

---

[83] Renseignements donnés par l'acupuncteur oculaire lui-même sur son site.

J'ai trouvé, sur Youtube, plus de 25 témoignages de patients ayant suivi le même traitement que moi - l'un d'entre eux fut visionné plus de 5800 fois - et 45 témoignages de patients ayant suivi un traitement similaire d'acupuncture au Canada - l'un d'entre eux fut visionné plus de 2400 fois -.Quelques uns de ces témoignages filmés furent partagés sur Facebook.

Vous trouverez, ci-dessous, l'extrait de la transcription de l'un de ces témoignages :

- **Extrait 15** : Témoignage sur Youtube de V après avoir été soignée pas l'acupuncteur oculaire.

« (...) Après seulement une semaine de traitement, j'ai constaté une petite amélioration de mon champ visuel. Après les deux semaines de traitement, la chose la plus importante que j'ai constatée est que j'ai pu jouer au baseball avec mon fils alors que je ne pouvais plus le faire auparavant, ce qui était incroyable. Auparavant, je ne pouvais plus attraper de petite balle, ainsi, pouvoir à nouveau jouer au baseball avec mon fils fut quelque chose d'incroyable pour moi. Je ne me cogne plus aussi souvent contre des obstacles. Je ne sens plus mon champ visuel réduit. Je peux me déplacer plus librement et de manière plus confiante. Avec les suppléments alimentaires que l'acupuncteur oculaire m'a recommandés, je sens que mes yeux sont plus forts. J'ai effectué un test de mon champ visuel en dehors de la clinique, les résultats furent meilleurs que ceux effectués avant mon traitement. C'est incroyable, je ne pensais pas que cela pouvait être possible. Lorsque je me suis rendue dans cette clinique, je pensais seulement que j'allais maintenir la vision qu'il me reste et ne plus en perdre davantage. Retrouver de la vision est quelque chose d'incroyable.

Je dois cela à l'acupuncteur oculaire et son équipe et je suis vraiment contente qu'il ait découvert ce traitement. »

3. Un blog

Dans son blog, Ingrid décrit sa quête de traitement, la manière dont elle trouva la clinique d'un acupuncteur spécialisé au Canada puis celle de l'acupuncteur oculaire et pourquoi elle décida de tenter ces traitements d'acupuncture dans l'espoir de sauver sa vision.

- **Extrait 16 :** Article posté le 9.02.13

« Je m'intéresse à cette clinique au Canada depuis plusieurs années (...) Deux éléments principaux ont retenu mon attention concernant l'intérêt de ce traitement pour la RP.

1) Une base de donnée de plus en plus importante de témoignages de patients ayant obtenu des résultats positifs dans cette clinique au Canada et accessibles sur YouTube (en particulier l'un concernant une femme qui n'avait plus que cinq degrés de vision centrale avant de démarrer le traitement).

2) Un essai clinique en cours à l'Université John Hopkins sur un traitement d'acupuncture qui ressemble beaucoup à ce traitement (...) »

- **Extrait 17:** Article posté le15.10.13

« (...) C'est là que l'acupuncteur oculaire entre en scène. Il a développé et mené une campagne de sensibilisation concernant les bénéfices de l'acupuncture pour traiter la RP et participe à des essais cliniques au sein de la communauté scientifique. Il a également travaillé non-stop afin de rendre ce traitement abordable et accessible pour les patients atteints de RP dans le monde entier.

Voici un résumé rapide des efforts et des réalisations de l'acupuncteur oculaire jusqu'à ce jour: (...) »

- **<u>Extrait 18</u>:** Article posté le 6.12.13

« Je vous souhaite à tous d'être là pour partager une bouteille de champagne avec moi, parce que je suis en mode célébration. Après cinq jours de traitement avec l'acupuncteur oculaire, mes premiers résultats sont positifs et ils sont surprenants.

Je savais que mes yeux étaient en mauvais état, mais je n'avais pas compris à quel point jusqu'à ce que je compare les résultats de mes tests visuels avant et après le traitement. (...)»

- **<u>Extrait 19</u>:** Article posté le 21.03.14

« Je viens de terminer mon traitement d'une semaine avec l'acupuncteur oculaire et j'ai obtenu plusieurs améliorations, en particulier dans ma vision périphérique horizontale et basse (j'ai encore très peu de vision périphérique supérieure).(...) »

Je suis convaincue qu'il va restaurer une partie de ma vue (car il l'a déjà fait) et m'aider à maintenir ce que j'ai gagné. (...) »

- **<u>Extrait 20</u>:** Article posté le 10.12.13

« Les résultats de mon premier traitement, postés vendredi dernier, ont généré un grand intérêt de votre part et de nombreuses questions auxquelles je vais essayer de répondre ici (...)

Où se trouve l'acupuncteur oculaire? (...).

Combien cela coûte-t-il? (...)

Combien de temps les résultats se maintiennent-ils? L'acupuncteur oculaire m'a dit qu'ils varient beaucoup d'un patient à l'autre et tiennent, en moyenne, 3 à 6 mois. Il recommande généralement aux patients de venir trois fois la première année et ensuite une à deux fois par an pour un maintien de la vision restante.

Ai-je constaté une différence de vision dans ma vie quotidienne ? Mon acuité visuelle est meilleure, avec certitude, mais je ne constate pas beaucoup de différence au niveau de ma vision périphérique (même si, selon les tests, elle s'est nettement améliorée – 6° alors que je n'en avais plus que 2° avant le traitement -, cette vision centrale reste très réduite) Je ne considère pas ce traitement comme une solution miracle. L'acupuncteur oculaire m'a dit, en fin de première semaine de traitement, que son traitement est bénéfique pour moi. Je suis convaincue qu'il va restaurer une partie de ma vue (car il l'a déjà fait) et m'aider à maintenir ce que j'aurai amélioré. Ce traitement, pour moi, est un bon investissement. »

- **Extrait 21:** Article posté le le 21.04.2014

« (...) Je déteste les conflits et déteste transmettre des énergies négatives. Habituellement, j'ignore tout simplement les gens qui m'envoient des courriels ou des commentaires mauvais. Mais récemment, deux personnes m'ont contactée : un acupuncteur et une autre personne se cachant derrière une adresse email, et toutes deux ont attaqué l'acupuncteur oculaire.(...) »

IV. Les entretiens

J'ai effectué des entretiens semi-directifs. Ce type d'entretien consiste à conduire une interview précise à partir d'une grille de questions élaborées par le chercheur. Cette grille permet au chercheur d'être directif sur la forme mais pas sur le fond, en laissant l'interviewé s'exprimer et en l'aidant à approfondir son point de vue.

1. Entretien avec l'acupuncteur spécialisé

Objectif : Comprendre l'origine des savoirs de ce thérapeute et leur diffusion auprès des malades ainsi qu'auprès de la communauté scientifique. Cet entretien fut effectué en Février 2014.

- **Question 1 :** « *Pourquoi avez-vous choisi d'étudier l'acupuncture?* »

  L'acupuncteur oculaire: « *Arrivé en fin d'études secondaires, je me préparais à démarrer des études de médecine lorsque mon père consulta un acupuncteur pour traiter son hyper tension. Il était sous médicaments depuis une dizaine d'années, et, après six mois de traitement d'acupuncture, un changement de style de vie, une diète et des exercices physiques, il stabilisa sa tension et se débarrassa de tous ses traitements médicamenteux. L'ensemble des effets secondaires à l'hypertension disparut et il perdit du poids. Assistant à cette rémission, je décidai de l'accompagner chez l'acupuncteur qui me présenta son travail et me donna quelques livres sur cette médecine. Ces livres me passionnèrent.* »

- **Question 2:** « *Quelle est l'* « *Evidence Based* » *des cours que vous avez suivis ?* »

  L'acupuncteur oculaire : « *Il existe deux types de travaux différents sur ce sujet : l'évidence basée sur la clinique et l'évidence basée sur la science. Lorsque l'on parle d'évidence basée sur la clinique, on parle de mesures : par exemple, en venant vous faire soigner ici, votre vision sera testée avant le traitement. Nous vous testerons à nouveau en fin de traitement pour savoir si nous avons atteint nos objectifs. Si les résultats s'avèrent positifs, ce sera une évidence basée sur la clinique.* »

- <u>**Question 3:**</u> « *Vous faites donc votre propre recherche ?* »

L'acupuncteur oculaire: « *La recherche a une ligne directrice spécifique. Dans le monde réel, si je rapporte mes propres découvertes, c'est super, et nous espérons que la plupart des gens reportent leur découverte avec honnêteté et éthique. Mais il reste des zones d'ombre, puisque c'est moi-même qui effectue cette recherche et que je ne suis supervisé par aucune organisation ou institution. Ainsi, il est indispensable d'avoir un troisième avis pour évaluer le traitement que nous faisons, avis basé sur la recherche scientifique soutenue par la communauté médicale.* »

- <u>**Question 4 :**</u> « *Ainsi, vous ne pouvez pas prouver l'efficacité de votre traitement avec les informations propres à chaque patient ?* »

L'acupuncteur oculaire : « *Nous pouvons apporter des témoignages, mais ce ne sont pas des preuves scientifiques. J'ai essayé de démarrer une recherche scientifique depuis plus de dix ans avant celle de John Hopkins, et honnêtement, il n'y a pas d'argent pour l'acupuncture. Aux Etats Unis, il y a généralement des intérêts derrière toute recherche, les gens reçoivent de l'argent pour tester des traitements médicamenteux et des interventions chirurgicales, tels que des implants médicaux ou autres. Parce que l'acupuncture n'a pas un coût important, il n'existe pas d'intérêts financiers à effectuer de la recherche. Il n'existe que peu d'intérêt et il y a de la résistance de la part de la médecine conventionnelle et des médecins vis-à-vis de l'acupuncture. Mais, à présent il y a de l'espoir : nous avons un protocole et des modèles de recherche tout prêts. Il ne nous manque plus que des fonds et donations pour effectuer cette recherche.* »

- **Question 5 :** « *Comment avez-vous développé votre méthode thérapeutique?* »

L'acupuncteur oculaire: « *Mon intérêt pour le traitement des maladies dégénératives de la vue démarra en 1994, lorsque j'étais étudiant en acupuncture. Alors que je lisais et écrivais beaucoup durant mes études, mon acuité visuelle s'est détériorée. Mes yeux étaient fatigués, je voyais flou et j'étais pris régulièrement de maux de tête. A ce moment là, j'ai démarré un programme d'auto traitement d'acupuncture et me fis contrôler régulièrement par un optométriste. Des tests visuels révélèrent une correction de mon astigmatisme, résultats confirmés par l'optométriste, qui fut très surpris.* »

- **Question 6 :** « *Votre méthode est différente des méthodes classiques d'acupuncture, comment avez-vous choisi les traitements que vous utilisez ?* »

L'acupuncteur oculaire: « *A l'école d'acupuncture il y a une ou deux heures de cours consacrées au traitement des yeux en quatre années d'étude, ce qui est très peu. Les livres ne détaillent pas non plus comment traiter les troubles de la vision. Lorsque nous étions à l'école, nos enseignants et professeurs nous recommandaient de ne pas tenter de traitement des maladies de la vue, précisant que nous n'obtiendrions aucun résultat.*

Lorsque j'ai commencé à pratiquer l'acupuncture, j'eus à traiter plusieurs cas de maladies de la vue. Certains cas étaient légers, d'autres étaient sévères. Je fus alors déçu de voir que l'état de la plupart de mes patients ne s'améliora pas avec mon traitement. Quelques patients montrèrent une légère amélioration, mais rien de significatif. Frustré, je demandai l'aide de mes collègues qui semblaient également n'obtenir que des résultats minimes.

Un jour, en lisant un magazine de santé, je découvris un article concernant un acupuncteur traitant des per-

sonnes atteintes de différentes pathologies dégénératives de la vue avec d'excellents résultats. Dans la foulée, j'appelai cet acupuncteur pour en savoir davantage sur sa méthode de soin. Il me faudra attendre 3 ans avant de pouvoir être formé par cette personne. Je me déplaçai jusqu'à sa clinique et eus l'occasion d'échanger avec de nombreux patients ; les excellents résultats obtenus m'impressionnèrent. Après avoir appris cette méthode, de retour à mon cabinet, je commençai à pratiquer sur moi-même, sur mes amis, ma famille et mes habituels patients. Les résultats que j'obtins furent tout simplement incroyables !

Quelques années plus tard, je pris un congé sabbatique pour me rendre en Chine. On m'offrit une position de « post graduate » et j'eus l'opportunité d'y apprendre plusieurs méthodes effectives pour traiter les maladies de la vue. Je rencontrai ensuite plusieurs personnes originaires du Danemark qui ont développé une autre méthode d'acupuncture pour les yeux. Enfin, je suivis différents cours sur différentes méthodes d'acupuncture et de naturopathie. »

- **Question 7:** « *Vous avez donc effectué votre propre recherche ?* »

  L'acupuncteur oculaire: « *Oui, ma propre recherche. Nous commençâmes à utiliser le laser et des choses telles que la stimulation à l'aide de micro courants etc., Ces techniques marchent toutes, chacune pour différentes pathologies visuelles. Nous avons essayé d'autres thérapies qui ne fonctionnent pas, telles que la thérapie par l'ozone, la thérapie magnétique.* »

- **Question 8:** « *Et vous réalisiez, après plusieurs traitements, que cela ne marchait pas ?* »

L'acupuncteur oculaire : « *Et nous nous en sommes débarrassés. Nous avons donc développé un système qui fonctionne pour chaque pathologie. Nous utilisons différents systèmes d'acupuncture combinés pour différentes pathologie de la vue.*

J'ai ainsi rassemblé différents traitements et je les ai testés. Si l'on obtient une réponse positive, on garde le traitement, si l'on n'obtient aucune réponse, on s'en débarrasse. Nous avons essayé quinze différentes méthodes et nous en avons gardées six. Cela fait beaucoup d'essais, de rassemblement de résultats et de tests. Tout ce que nous avons essayé et utilisé fut à chaque fois non invasif et sans danger. Sans danger, c'est ce qu'il y a de plus important. »

- **Question 9 :** « *Êtes-vous seul ou échangez-vous avec d'autres praticiens ?* »

  L'acupuncteur oculaire: « *Malheureusement, il y a plusieurs acupuncteurs spécialisés pour traiter les problèmes de vue et la plupart d'entre eux sont réticents à échanger leur savoir. Je ne comprends pas pourquoi. Souhaitent-ils juste garder leur méthode secrète, opèrent-ils de manière compétitive? En vérité il y a tant de personnes atteintes de problèmes de la vue qu'en formant 100 fois plus d'acupuncteurs à ce traitement, nous pourrions seulement traiter 5% des personnes atteintes de maladie de la vue.* »

- **Question 10 :** « *Mais pourquoi les autres acupuncteurs sont-ils si fermés ?* »

  L'acupuncteur oculaire: « *C'est compétitif* »

- **Question 11 :** « *J'ai tenté de trouver les livres sur la micro acupuncture, mais je n'en ai pas trouvé.* »

L'acupuncteur oculaire: « *Non, vous ne pouvez pas. Les personnes qui conçoivent les modèles ne les partagent pas !* »

- **<u>Question 12 :</u>** « *Pourtant il existe de nombreux livres sur l'acupuncture ?* »

L'acupuncteur oculaire: « *Oui, mais pas en micro acupuncture !* »

- **<u>Question 13 :</u>** « *Les témoignages de vos clients ont-ils favorisé le développement de votre méthode ?* »

L'acupuncteur oculaire: « *Initialement en 1997, j'ai démarré avec quelques patients atteints de dégénérescence de la vue. Au départ, je traitais moins de 5% de patients affectés par des pathologies visuelles. Après la publication de mon premier livre, en 2004, j'eus plus de travail et l'information se propagea rapidement. Je commençai alors à traiter 5 à 10 patients par mois, venant du monde entier. Ma pratique concernait à ce moment 25 à 30% de patient atteints de maladie visuelle.* »

- **<u>Question 14:</u>** « *Comment votre clientèle vous découvre-t-elle ?* »

L'acupuncteur oculaire: « *Ma popularité se développa parallèlement aux groupes de chat en ligne. De plus en plus de personnes nous trouvèrent par l'intermédiaire des moteurs de recherche et des sites internet. Ceci évolua rapidement, et aujourd'hui, environ 80% de ma clientèle vient me voir pour des maladies de la vue. Actuellement, la plupart de mes patients entendent parler de moi grâce au bouche à oreille, sur internet, dans les livres ou encore articles et recherches publiés.* »

- **<u>Question 15:</u>** « *Quelle est la réaction des ophtalmologistes qui suivent vos patients ?* »

L'acupuncteur oculaire: « *La plupart des ophtalmologistes ont n'ont pas été formés, ou très peu, sur les médecines alternatives. Ainsi, ils ne les recommandent pas à leurs patients, même si la médecine conventionnelle n'a rien à offrir. Un manque important de données scientifiques renforce cette situation. Les subventions de recherche ne sont données qu'aux docteurs (cliniciens et docteurs en science) ainsi qu'aux Institutions. De plus, les praticiens de médecines alternatives ne sont pas affiliés aux institutions de recherche et sont ainsi dans l'incapacité d'obtenir des fonds pour des projets de recherche.*
Cependant, ces dernières années, de plus en plus de docteurs s'ouvrent aux principes holistiques et aux thérapies alternatives. Pour moi, une approche intégrative est complète lorsque la médecine conventionnelle et la médecine holistique se combinent pour mieux servir les patients. C'est ma vision des choses. »

- **Question 16:**« *Alors comment réagissent les ophtalmologistes face à votre méthode de soin ?* »

L'acupuncteur oculaire:« *J'obtins mes premiers résultats positifs mesurables sur mes patients en 1997. J'eus un patient dont l'ophtalmologiste confirma une amélioration de son acuité visuelle. L'explication donnée par ce dernier fut que cette amélioration était un miracle divin, il ne pouvait en aucun cas croire que l'acupuncture y était pour quelque chose. Peu à peu, au fil des ans, j'obtins davantage de retours positifs et au jour d'aujourd'hui, je travaille à proximité d'ophtalmologistes de certains de mes patients. J'ai un bon réseau d'ophtalmologistes locaux et à travers les Etats Unis qui supportent énormément mon travail. Il n'y a rien qu'ils puissent faire pour leurs patients et ils sont ravis lorsqu'ils voient l'état d'un patient s'améliorer. J'apporte de bons éclaircissements* *biomédicaux (supportés par la recherche), ce qui fait sens pour la communauté médicale en général. La fondation « Fighting Blindness» m'a même porté un peu d'attention.*

Les ophtalmologistes qui n'ont pas de problèmes avec leur égo et qui souhaitent vraiment aider leurs patients, leur recommandent de poursuivre mon traitement lorsqu'ils constatent une amélioration de leur état. »

- **Question 17 :** « *Essayent-ils de vous contacter ?* »

L'acupuncteur oculaire:« *De temps en temps, mais très peu. Et il y a, de l'autre côté, ceux qui n'admettent pas qu'une personne, n'ayant pas été à l'école de médecine, puisse offrir un traitement qu'eux-mêmes ne peuvent pas prodiguer. C'est un problème d'égo, ils souhaiteraient pouvoir offrir un médicament ou une intervention médicale eux-mêmes. Le fait que l'acupuncture fonctionne et que la recherche le démontre, les dérange. Mais nous ne travaillons pas avec ce type de personne. De plus en plus de médecins doivent admettre que cela fonctionne, car leurs patients reviennent avec de bons résultats. Alors qu'une recherche est en cours, combien de temps peut-on encore nier tout cela ? Surtout lorsque vous avez un, deux, trois puis dix patients qui obtiennent de bons résultats et qu'ensuite vous les testez et constatez à votre tour ces résultats positifs.* »

- **Question 18 :** « *Comment avez-vous démarré l'étude clinique publiée fin 2013 ?* »

L'acupuncteur oculaire:« *J'ai commencé à travailler avec l'institut John Hopkins fin 2010. Un de mes patients me présenta à des chercheurs souhaitant effectuer une recherche sur le traitement de la RP par l'acupuncture.*
Initialement ils commencèrent à discuter avec un autre acupuncteur spécialisé en ophtalmologie, ce dernier voulait être payé, je crois, quelque chose comme 2 millions de

dollars de droits d'auteur, simplement pour donner ses informations; ce fut tout simplement impossible. C'est ensuite qu'ils me contactèrent. Je suis ravi de travailler avec eux et de diffuser l'information. J'ai créé un protocole et j'ai formé d'autres acupuncteurs pour administrer mon protocole à l'occasion de la première étude clinique. Celle-ci fut publiée fin 2013. Nous obtînmes alors un financement de la NIH pour une seconde étude clinique d'un an. Nous souhaitâmes effectuer cette seconde étude sur deux ans mais nous n'obtînmes pas suffisamment de fonds pour deux ans. Personnellement, je n'ai perçu aucune compensation financière pour ce travail, je suis simplement ravi et reconnaissant de travailler avec cette superbe équipe de chercheurs et d'effectuer ce type d'étude. La prochaine étude démarrera début 2014. »

- **Question 19 :** « *N'aviez vous pas peur de perdre des patients en diffusant votre protocole?* »

L'acupuncteur oculaire: « *Il y a tant de patients ! Concernant le business ; en faisant une étude clinique sur l'acupuncture, vous désignez le protocole, votre nom fait partie de l'étude et ça, c'est bon pour le business. Vous obtiendrez alors plus de patients et davantage d'acupuncteurs vous contacteront, pour être formés. Ainsi, faire partie de cette étude me fait connaître auprès les personnes atteintes de maladies de la vue, des acupuncteurs et des ophtalmologistes.* »

- **Question 20 :**« *Depuis cette étude clinique, avez-vous plus de patients ?* »

L'acupuncteur oculaire:« *Pas beaucoup plus. Je m'attendais à plus, mais il y a définitivement plus de discussion sur ce sujet et beaucoup d'acupuncteurs (des tonnes) m'ont contacté. Ce sujet est discuté dans la communauté des personnes affectées par la RP, ces derniers* *en parlent à leur acupuncteur et leur acupuncteur me contacte. Nous avons eu un important flux de contacts lorsque nous avons publié les points d'acupuncture du protocole utilisé dans l'étude. Ces points ne sont pas des points classiques d'acupuncture et nécessitent un entraînement spécifique qu'il me faut enseigner ; ainsi, j'ai eu de nombreux e-mail. Il n'existe qu'un petit nombre d'acupuncteurs qui souhaitent être formés et que je recommande, les autres administrent le protocole sans entraînement correct pensant que cela marchera. Il est important que ces derniers précisent qu'ils n'ont pas été entraînés afin de garder un contrôle de qualité sur ce travail.* »

- **Question 21 :** « *Est-ce que beaucoup de personnes vous contactent directement comme je l'ai fait?* »

L'acupuncteur oculaire: « *Enormément, je pourrais m'asseoir toute la journée devant l'ordinateur pour répondre aux e-mails, il me faudrait dix heures par jour, seulement pour répondre aux patients ou à leurs familles ou aux acupuncteurs, à toutes les personnes qui ont des questions. Ils souhaitent trouver quelqu'un pour les traiter : ils ont suivi un traitement mais n'ont obtenu aucun résultat ; ils ont vu un autre acupuncteur et cela non plus n'a pas fonctionné.*

- **Question 22 :** « *Pourquoi intervenez-vous sur les réseaux sociaux tels que les groupes Facebook dédiés à la RP ?* »

L'acupuncteur oculaire: « *Les gens m'y ont entraîné. Plusieurs patients faisant partie de ces groupes m'ont incité à y adhérer. On me pose de nombreuses questions et voilà. Tant que tout le monde est d'accord. Je ne suis pas là pour faire de la pub. Si quelqu'un pose une question spécifique concernant l'acupuncture et mes traitements, je* *réponds par des informations générales, dans le respect des règles.* »

- **<u>Question 23 :</u>** « *Pensez-vous que votre traitement ait un effet placebo ?* »

L'acupuncteur oculaire: « *Ma définition de l'effet placébo est la possibilité mentale de créer un changement physiologique. Les gens ont-ils la possibilité d'affecter leurs fonctions physiologiques, que ce soit leur vision, leur cœur, etc. Nous savons aujourd'hui que le stress et les émotions négatives peuvent endommager le corps et que le mal de tête, la fatigue et les nausées peuvent être dus au stress. Certaines personnes ont une importante capacité d'interférer avec leur corps, et je pense que les personnes qui ont une forte connexion entre leur esprit et leur corps peuvent améliorer l'efficacité de leur traitement. Ainsi, par exemple, si je vous traite vous et que vous êtes vraiment positif, vous vous attendez à ce que le traitement fonctionne et vous avez entendu de la part de plus de 50 personnes que ce dernier est efficace, que nous entretenons une bonne relation, que vous vous sentez bien, votre état émotionnel et physique va aider le traitement à fonctionner parce que votre corps est relaxé. Le traitement est souvent moins efficace chez une personne très négative et qui, de surcroît, a connu de sévères stress psychologiques. Mais parfois, certaines personnes viennent par incitation de leur mari, amis ou parents. Ces patients, très négatifs viennent en disant que le traitement ne fonctionnera jamais et au bout de quelques jours, ils s'exclament: « oh mon dieu, je n'y aurais jamais cru ! ». Ces patients reviennent pour poursuivre le traitement.*

Dans tous les domaines médicaux, il a été prouvé que l'effet placebo fonctionnait, et c'est quelque chose d'individuel, une force liée à la connexion des individus à leur corps. Ainsi, les personnes qui méditent davantage ou pratiquent l'hypnose auront la capacité de favoriser les réactions de leur corps. »

- **Question 24 :**« *Et vous pensez donc que l'effet placébo intervient dans vos résultats ?* »

  L'acupuncteur oculaire:« *Souvent, pas toujours. Si vous êtes relaxé, vous pouvez favoriser le traitement, vous ne le mettez pas en confrontation au stress. »*

- **Question 25:**« *Est-ce que des personnes négatives vous contactent ?* »

  L'acupuncteur oculaire*: « Publiquement, il y a des personne qui vous haïssent, ils haïssent l'acupuncture, et ils ne m'aiment pas, ils n'aiment pas ce que je fais. Je leur demande simplement de me respecter de discuter et de me poser des questions intelligentes. Mais s'ils cherchent clairement à se battre et me méprisent, ils ont des énergies négatives et si je m'investis dans cela, ils me pousseront également dans le négatif. Ainsi, je tente, avec respect, de conserver mes distances. Si c'est du scepticisme qui est exprimé de manière correcte, je serais ravi de lesinformer. Je ne veux pas me défendre, je n'ai pas à me défendre, mais je serais ravi d'informer, d'éduquer ! »*

- **Question 26:**« *L'étude clinique effectuée sur votre traitement ne comprend que l'acupuncture, pensez vous que votre méthode dans son entité pourrait faire un jour l'objet d'une recherche clinique ?* »

  L'acupuncteur oculaire:*« Mon protocole de prise en charge dans son entité combine l'acupuncture, la thérapie par le laser, la nutrition, les herbes chinoises, la naturopathie, la médecine fonctionnelle, le qi gong et d'autres exercices.*

  Chaque cas étant différent, ce serait un challenge d'effectuer une recherche clinique sur des personnes recevant un traitement différent. Deux cas ne sont pas iden-

tiques. Pour la recherche, nous avons dû créer un protocole unique qui nous a permis d'obtenir entre 50 et 60% d'efficacité. En clinique, j'obtiens environ 90% d'efficacité avec des résultats mesurables. Je cherche également à comprendre les causes sous jacentes de la maladie pour les traiter ensuite de manière individuelle.

La recherche scientifique est limitée par des protocoles et l'acupuncture ne convient pas aux études randomisées en double aveugle crées par les entreprises pharmaceutiques. Nous allons poursuivre notre recherche en améliorant nos méthodes et en cherchant à mieux comprendre les mécanismes et actions de notre traitement. »

2. Entretien avec la scientifique

Objectif : Comprendre comment la communauté scientifique a découvert ce traitement. Quelles seraient les conditions pour que l'institution de la santé le reconnaisse et le qualifie de savoir savant. Cet entretien fut effectué en avril 2014.

- **Question 1**:« *Comment avez-vous découvert ce traitement spécifique d'acupuncture ?* »

La scientifique *: « C'est une histoire qui a démarré il y a plus de 7 ans maintenant. Je me suis toujours intéressée à l'acupuncture et aux autres médecines alternatives. Aussi, j'ai souhaité comprendre comment les personnes atteintes de RP utilisaient ces différents types de médecines alternatives. En ont-elles essayé et si oui, pour quelle raison et dans quel but : est ce pour lutter contre leur stress, leur anxiété liée à la perte de la vision, ou utilisent elles ces thérapies afin de tenter de soigner leur maladie.*

Quelle est leur expérience ? J'ai alors mené une enquête auprès des personnes faisant partie de la « RP list »[84].

Je recommande à toutes les personnes atteintes de RP que je rencontre d'adhérer à cette liste car je pense que c'est vraiment une source riche d'information, probablement similaire à la page Facebook dont vous faites partie. Les patients discutent de la recherche et des traitements et échangent leur expérience. Je pense que ce type d'échange est vraiment précieux pour tous, que c'est un bon support de communication et d'information. On peut y voir ce que les gens postent, ce qu'ils pensent.... Un de mes collègues docteur en optométrie, qui travaille à « John Hopkins Eye Institute » en fait partie. Il y participe régulièrement, il y poste des informations concernant les possibles futurs traitements. Il est très informé sur ce sujet. Il n'est pas ophtalmologiste, mais il effectue des recherches sur les maladies de la rétine et il a effectué de nombreux travaux concernant la RP. C'est très bien qu'il fasse partie de cette liste, il peut ainsi aider et donner des informations aux patients.

- __2 :__ *« C'est intéressant ! »*

La scientifique : *« Je vous recommande vivement d'y jeter un coup d'œil et de voir de quoi il s'agit. J'utilise donc cette « RP list » pour accéder à un grand nombre de personnes atteintes de RP et j'ai collecté, lors d'une première recherche sur les médecines non conventionnelles, environ une centaine de réponses à mon questionnaire.*

---

[84] La RP list est une liste de diffusion ou *mailing list.* .Elle permet le publipostage d'informations aux utilisateurs qui y sont inscrits via leur adresse email. Toute personne inscrite peut envoyer un message ou y répondre.

Cette recherche[85] *fut publiée et je serais ravie de vous l'envoyer.*

Donc, cela s'est passé il y a environ 7-8 ans. Ce qui m'a le plus intéressé à l'occasion de cette recherche, ce sont les patients qui ont testé l'acupuncture. Il me semble qu'environ 61% des personnes ayant testé l'acupuncture estimèrent que ce traitement avait affecté et aidé leur vision plus que n'importe quelle autre thérapie alternative. Cela fut intrigant. Je me suis alors informée sur les publications concernant l'acupuncture pour la RP : je trouvai deux études effectuées en 1980 et 1985, il me semble, mais ce n'étaient que des rapports et non de vraies études cliniques.

C'est ainsi que je me suis davantage intéressée à l'acupuncture. Certains patients atteints de RP m'informèrent qu'ils suivaient un traitement d'acupuncture très spécifique pour la vue auprès d'un spécialiste au Canada. »

- **3:***« Oui, j'ai entendu parler de lui! »*

La scientifique: *« Je l'ai alors contacté et je tentai de démarrer une recherche en collaboration avec lui. Au bout de longues discussions, il n'a pas souhaité participer à l'étude. Ce fut regrettable car il aurait été vraiment intéressant d'étudier l'acupuncture et ses bénéfices. »*

- **Question 4**: *« Pourquoi n'a-t-il pas été possible de travailler avec lui ? »*

La scientifique: *« Durant toute une année, avec mon équipe, nous avons eu plusieurs conversations avec lui et lui avons rendu visite à plusieurs reprises. Travailler en*

---

[85]Reported effects of non-traditional treatments and complementary and alternative medicine by retinitis pigmentosa patients: http://onlinelibrary.wiley.com/doi/10.1111/j.1444-0938.2007.00224.x/full

partenariat avec lui fut impossible et nos visites chez lui furent une perte d'argent : il ne souhaitait pas entraîner d'autres acupuncteurs et il n'était pas prêt à venir sans compensation financière. Dommage. Il ne souhaitait tout simplement pas travailler et collaborer avec nous.

Peu de temps après, le mari d'une patiente atteinte de RP nous contacta et nous informa que sa femme - qui avait suivi précédemment le traitement auprès de cet acupuncteur au Canada et avait vu sa vision s'améliorer – se faisait soigner, depuis, par l'acupuncteur oculaire. Il était bien plus facile pour eux de se rendre chez lui, son cabinet étant plus près de leur domicile. Elle obtint les même résultats auprès de l'acupuncteur oculaire qu'au Canada : sa vision s'était, selon elle, améliorée.

Sachant que les choses ne s'étaient pas bien passées lors notre tentative de collaboration au Canada, ils nous contactèrent pour nous parler de l'acupuncteur oculaire, estimant que la discussion était plus aisée avec ce dernier et qu'un travail en partenariat pourrait se faire plus facilement. Conscient de l'importance d'étudier les effets de cette thérapie, le mari de cette patiente nous présenta ainsi à l'acupuncteur oculaire. Il souhaitait que nous puissions documenter toute les améliorations de vision des personnes venant se faire traiter pour la première fois !

Nous avons alors été présentés à l'acupuncteur oculaire. Ce fut beaucoup plus facile de travailler avec lui, il était disponible et accepta de venir entraîner notre acupuncteur, de partager le protocole de son traitement et de créer un protocole standard : une liste de points que nous avons utilisés pour notre étude. Il fut aisé de travailler avec lui et il nous offrit de son temps pour venir entraîner notre acupuncteur.

Cette coopération a très bien fonctionné : nous avons traité un total de 19 patients et nous avons publié les résultats fin 2013. Nous avons utilisé ces résultats afin d'obtenir une bourse de la NIH - qui distribue des subventions du gouvernement des Etats Unis pour aider la recherche dans le pays -. A présent, nous recrutons des patients pour la prochaine phase de recherche, recherche clinique qui sera randomisée avec un groupe contrôle. Nous continuerons à utiliser le protocole d'acupuncture de l'acupuncteur oculaire et nous le comparerons avec le traitement d'électrothérapie trans-corméale qui est actuellement testé par un groupe de chercheurs allemands. Nous inclurons également un groupe contrôle. Cette phase est un peu plus importante que la première.

Nous nous intéressons plus particulièrement aux changements de la circulation sanguine au niveau des yeux et au niveau de la rétine afin de savoir si ce protocole d'acupuncture entraîne des changements physiologiques. Donc, en plus de mesurer des changements de vision, nous mesurerons les modifications de circulation du sang dans notre prochaine étape. »

- **Question 5 :** « *Avez-vous rencontré des difficultés pour démarrer cette recherche?* »

La scientifique: « *La principale difficulté fut de trouver un acupuncteur qui accepte de collaborer. Une fois que nous avons démarré notre recherche avec l'acupuncteur oculaire, les choses devinrent faciles.* »

- **Question 6:** « *Avez-vous rencontré des difficultés avec les autres scientifiques et ophtalmologistes ?* »

La scientifique: « *Je ne dirais pas que nous avons rencontré des difficultés, je pense qu'il y a des ophtalmologistes plus conservateurs ou davantage sceptiques vis-à-vis des thérapies alternatives. Actuellement, nous ne parvenons pas à comprendre comment l'acupuncture fonctionne contrairement aux thérapies médicales classiques. C'est la raison pour laquelle, au lieu d'effectuer directe-*

ment une large étude clinique randomisée avec un groupe contrôle, nous poursuivons avec une étude clinique relativement petite et nous nous focaliserons sur les mécanismes physiologiques de l'acupuncture. Ainsi, si nous pouvons démontrer qu'il existe des changements physiologiques, les gens seront alors moins sceptiques. Si nous pouvons démontrer qu'il existe des changements physiologiques au niveau des yeux, je pense que nous aurons plus de soutien. Nous n'avons pas eu d'expérience négative, mais je pense qu'il y a des personnes plus conservatrices, plus sceptiques avec quelque chose d'alternatif. »

- **Question 7:** « *Quelles sont les étapes à suivre pour valider ce traitement ?* »

La scientifique: « *Comme je l'ai précisé précédemment, la prochaine étape est encore un petit essai clinique ; nous recruterons 20 personnes, ce qui est vraiment peu. L'étape suivante sera une étude plus large : nous espérons que d'autres centres de recherche y prendront part et nous souhaitons y intégrer des ophtalmologistes. Avec cette étude plus large, notre objectif est de confirmer et détailler les améliorations positives de la vue apportées par ce traitement, ce qui devrait faciliter sa validation. Je pense qu'alors, les ophtalmologistes non investis dans cette étude auront la possibilité de recommander ce traitement à leurs patients, ce qui le rendra réellement crédible. C'est ce sur quoi nous travaillons : une bonne recherche nécessite du temps et nous avons encore du travail à effectuer avant d'obtenir des aides financières pour un essai clinique plus large.* »

- **Question 8 :** « *Si vous obtenez de bons résultats, combien de temps cela va-t-il prendre pour que ce traitement soit recommandé par les autorités de santé ? Dix ans, plus ou moins ?* »

La scientifique: *« J'espère que cela prendra moins de dix ans. Les choses suivent leur cours. Tous les délais seront liés à la recherche de fonds pour la prochaine phase clinique et on ne sait jamais d'avance d'où viendront ces fonds. Ces derniers peuvent provenir de fondations, du gouvernement, de sources privées etc. Cette recherche de fonds est le seul délai pour la poursuite de notre travail. Nous avons donc cette seconde étude en cours cette année et alors, en fonction des résultats, nous obtiendrons des supports financiers pour une étude plus large sur l'acupuncture pour les yeux. »*

- **Question 9 :** « *Et concernant le financement de la recherche, est il plus difficile de trouver des financements pour l'acupuncture que pour un autre type de recherche ?* »

La scientifique: *« Je ne sais pas si cela est plus ou moins difficile. Sachant qu'il existe actuellement peu d'options pour les personnes atteintes de RP, ce traitement est attractif, car il est valable maintenant. Il est très peu invasif et présente de faibles risques lorsqu'il est administré par une personne formée de manière adéquate. Ces aspects lui donnent toute sa place pour une étude et pour l'obtention de fonds. Je pense que les gens sont intéressés par quelque chose qui pourrait fonctionner. Ce n'est donc pas plus ou moins difficile d'obtenir des fonds, ce seront les résultats qui permettront l'accès aux aides financières. Une nouvelle fois, il est vraiment important de poursuivre ce travail et d'en inclure un groupe contrôle pour démontrer l'existence de mécanismes physiologiques liés au traitement. Si nous pouvons prouver cela, nous serons dans une bonne position pour obtenir des aides financières. Mais obtenir un support financier est toujours compétitif. »*

- **Question 10:** *« Le traitement proposé par l'acupuncteur oculaire consiste en différentes techniques de soins et chaque patient est traité individuellement. Cela rend-il votre investigation plus compliquée? »*

  La scientifique: *« Il traite ses patients de manière individuelle, mais dans le protocole de recherche, nous utilisons exactement le même traitement pour tous les participants. L'acupuncteur oculaire a tenté de couvrir l'ensemble des points d'acupuncture susceptibles d'aider les personnes atteintes de RP ; il a standardisé le traitement pour rendre l'étude répétable. Ainsi, le même protocole pourrait être ré administré. Nous ne savons pas s'il existe une différence dans les résultats entre le protocole standard et un protocole individualisé. Je sais qu'une étude a été effectuée concernant le traitement de la douleur en acupuncture: des chercheurs ont comparé un protocole standardisé avec un protocole individualisé et ils ne trouvèrent pas de différence significative dans les résultats. Je ne sais pas si ces résultats seraient similaires dans le traitement de la RP. Ce même type d'étude comparative pourrait être envisagé ultérieurement entre notre protocole et un traitement individualisé pour la RP. L'acupuncteur oculaire intègre également dans sa pratique des suppléments diététiques et des herbes, ce que nous ne faisons pas dans notre étude. Cela pourrait être une autre cause de différence entre les résultats obtenus en clinique et ceux obtenus lors de nos recherches. »*

- **Question 11:** *« Mais pourriez vous effectuer une recherche clinique sur un traitement individualisé pour chaque personne ? »*

  La scientifique: *« Le centre national de médecine complémentaire et alternative qui fait partie de la NIH recommande que les recherches soient effectuées avec un* *protocole unique et répétable, ainsi, si quelqu'un d'autre souhaite effectuer la même étude, il peut réutiliser le même protocole. De cette manière, on peut analyser l'efficacité d'un traitement pour chaque personne. Si l'on applique un traitement individualisé pour chacun, on ne sait pas ce que l'on étudie. Il est important de garder les choses cohérentes en recherche. »*

- **Question 12:** *« Si vous validez ce traitement, toutes les personnes atteintes de RP y auront-elles accès? »*

La scientifique: *« Ils auront la possibilité de recevoir ce traitement de la part de tout acupuncteur formé par l'acupuncteur oculaire et je pense qu'il est très important que les acupuncteurs se soient fait la main et soient entraînés par ce dernier. Il est ouvert et prêt à entraîner tout le monde au protocole de son traitement, et ça c'est génial. »*

- **Question 13 :** *« Ma grande surprise est qu'il existerait un traitement appliqué depuis plusieurs années dont certains patients parlent et que les ophtalmologistes ne connaissent pas. »*

La scientifique: *« Une bonne recherche prend du temps et c'est pour cela que les patients ont commencé à en parler, mais ce traitement n'a pas encore été validé et non travaillons là-dessus, cela demande du temps pour obtenir des résultats et du temps pour trouver les financements, et alors, une fois que le travail sera publié et présenté, ce sera accessible aux patients, nous travaillons due pour cela. »*

Partie 4 : Intérêt des savoirs profanes

Quels savoirs se cachent derrière les témoignages récoltés tout au long de ma recherche ?

Les médecines non-conventionnelles n'ayant pas fait l'objet d'études cliniques suffisamment approfondies, les malades doivent-ils systématiquement s'en détourner ? Face à une maladie incurable ou des maux mal soignés par la médecine conventionnelle, certains patients cherchent en dehors des sentiers battus. Que trouve-t-on sur ces chemins ? Des dangers, certes, mais également des patients qui se regroupent, discutent et échangent. Ces groupes s'organisent et ce, notamment, sur les réseaux sociaux. Sont-ils source de savoirs ? Ces savoirs profanes sont-ils porteurs d'information nouvelle pour l'institution médicale ?

Pour répondre à ces questions, je vais confronter, dans ce chapitre, les informations récoltées personnellement sur la médecine non conventionnelle que je suis aux informations théoriques concernant les savoirs savants et les savoirs profanes développées dans les deux premières parties de ce travail.

I. L'origine de ce traitement

La médecine Chinoise fait partie des médecines non conventionnelles, type de médecine qui recouvre, je le rappelle[86], toutes les pratiques thérapeutiques non fondées sur les données actuelles de la connaissance scientifique

[86] Cf. Partie 2, IV,2.

et/ou sur des travaux de méthodologie rigoureuse et contrôlée, effectués par des expérimentateurs indépendants de tout intérêt lucratif quelconque. Ainsi, par définition, l'acupuncture est organisée autour de savoirs profanes.

1. Une médecine développée grâce à l'expérience

Ce sont deux expériences de traitements bénéfiques en acupuncture qui furent à l'origine des orientations professionnelles de l'acupuncteur oculaire et de sa spécialisation en ophtalmologie :

L'acupuncteur oculaire découvrit l'intérêt et les bénéfices de l'acupuncture grâce aux résultats positifs obtenus par son père lors d'un traitement d'acupuncture[87]. Ce dernier diminua et stabilisa sa tension, ce qui lui permit de supprimer son traitement médicamenteux. C'est ainsi que l'acupuncteur oculaire s'intéressa à cette médecine non conventionnelle et décida de l'étudier.

Une fois étudiant en acupuncture, l'acupuncteur oculaire testa personnellement[88] cette médecine pour traiter une affection bénigne de ses yeux et obtint, à son tour, des effets positifs. Son intérêt pour le traitement des troubles de la vue débuta suite à cette expérience et il continua à explorer ce domaine jusqu'à ce jour.

2. Une médecine issue de savoirs profanes

L'expérience professionnelle de l'acupuncteur oculaire et l'expérience de ses collègues révélèrent l'inefficacité de l'acupuncture traditionnelle sur les maladies dégénératives de la vue[89]. A ce moment, l'acupuncteur oculaire partit en

---

[87] Entretien avec l'acupuncteur oculaire, question 1.
[88] Idem, question 5.
[89] Entretien avec l'acupuncteur oculaire, question 6.

quête de nouvelles méthodes d'acupuncture pour les pathologies visuelles et apprit grâce à la transmission de l'expérience d'autres praticiens à travers le monde[90].

Riche de ces nouvelles expériences, l'acupuncteur oculaire créa son propre protocole pour traiter les maladies dégénératives de la vue. Il peaufina ensuite sa méthode de soins[91]en expérimentant, dans sa pratique quotidienne, les différents traitements qui lui furent transmis. Progressivement, il sélectionna les méthodes d'acupuncture sources de résultats bénéfiques et supprima celles ne présentant aucun bénéfice sur la vue des patients. Une fois de plus, ses savoirs expérientiels lui furent bénéfiques en lui permettant d'améliorer et développer son propre protocole thérapeutique.

3. Une médecine basée sur l'autodidactie

La démarche d'apprentissage de l'acupuncteur oculaire est une démarche autodidacte, puisqu'il va personnellement à la recherche de traitements efficaces pour soigner les maladies dégénératives de la vue[92].

Sa démarche de recherche, basée sur le test de différentes techniques pour n'en retenir que celles qui fonctionnent, est également une démarche autodidacte. L'acupuncteur oculaire a le souhait d'apprendre par lui-même. Certaines méthodes qu'il applique, comme la micro acupuncture, appliquée au niveau des mains et des pieds, tire son origine d'une démarche également autodidacte. Effectivement, ce type de micro-acupuncture fut découvert au Danemark, par un thérapeute explorant des nouvelles méthodes de soins en dehors de l'Institution de la science.

---

[90] Idem, questions 6.

[91] Idem, questions 7 et 8.

[92] Idem, question 6.

3. Analyse

La méthode spécifique d'acupuncture dont il est question dans ce travail est basée sur les savoirs acquis par la personne responsable de ce traitement dans une démarche de recherche autodidacte, mais également grâce à la transmission de savoirs expérientiels d'autres thérapeutes.

Cet acupuncteur utiliserait donc des savoirs non reconnus par la communauté des Sciences Médicales, et de ce fait, non reconnus par les institutions de santé. Si je reprends la définition des savoirs savants comme étant des savoirs élaborés institutionnellement par des professionnels de la science, j'en conclus que les savoirs de ce thérapeute sont de l'ordre des savoirs profanes, savoirs des citoyens ordinaires issus de l'expérience et ne faisant pas partie de la communauté scientifique.

Ainsi, si cette méthode basée sur des savoirs profanes s'avère scientifiquement efficace, les savoirs profanes du thérapeute qui me soigne à l'aide d'une médecine non-conventionnelle sont une source importante d'information nouvelle pour l'institution de la recherche médicale.

II. Les réseaux sociaux

Rappelons que l'auto-communication de masse, issue des réseaux sociaux, consiste en un échange instantané et largement incontrôlé d'informations. Ce type de communication échappe largement au contrôle des gouvernements et des grandes entreprises médiatiques. On ne peut pas contrôler Internet si on ne le débranche pas. Internet peut également stimuler l'apprentissage des connaissances et les mouvements intellectuels, mais sous certaines conditions.

Dans cette partie, je m'intéresserai aux informations concernant le traitement dont il est question ici et récoltées personnellement sur Internet. Ces informations sont elles source de savoir profane ?

Pour répondre à cette question, je reprendrai le cycle de Kolb[93], cycle qui doit être parcouru dans sa totalité pour qu'une expérience devienne savoir. Ainsi, pour qu'une expérience devienne savoir, il est nécessaire que celle-ci soit vécue (expérience concrète), réfléchie avant et après l'action (observation réfléchie), qu'elle soit théorisée, synthétisée et généralisée (conceptualisation abstraite) et enfin mise en application, c'est-à-dire que les conclusions de cette expérience soient réutilisées dans une continuité, pour la poursuite d'autres expériences.

1. Des expériences partagées

Des témoignages multiples

Les témoignages de patients ayant suivi ce traitement spécifique d'acupuncture se trouvent sur les différents réseaux sociaux tels que Youtube, Facebook, blogs et RP list.

Sur Youtube, V[94] témoigne pouvoir à nouveau attraper des petites balles et jouer au baseball avec son enfant depuis qu'elle a suivi ce traitement spécifique d'acupuncture. De plus, elle ne se cogne plus aussi souvent contre des obstacles. Elle a également effectué des tests visuels indépendants chez son ophtalmologiste, tests qui ont confirmé l'amélioration de sa vision.

Ingrid découvrit ce traitement en visionnant les témoignages de patients sur Youtube. En poursuivant sa recherche sur Internet, elle apprit qu'une équipe de scientifiques s'était penchée sur la question de l'intérêt de l'acupuncture dans le traitement de la RP et avait démarré

[93] Le cycle de Kolb est détaillé en partie 2,I.

[94] Extrait 15

une première étude clinique sur le sujet[95]. Elle se renseigna alors sur la clinique de l'acupuncteur oculaire[96] pour se décider, à son tour, de tenter ce traitement. Dans son blog, elle détaillera ensuite successivement les résultats obtenus de ses deux séries de traitement d'acupuncture[97].

Des expériences mais pas de savoirs

Un témoignage tel que celui de V n'est pas une source de savoir. V détaille l'amélioration de sa vision observée au quotidien. Elle associe cette amélioration au traitement d'acupuncture et précise qu'une tierce personne – son ophtalmologue - a confirmé cette amélioration de la vue, confirmation qu'elle n'a malheureusement pas approfondi ni détaillé.

En se rendant à la clinique de l'acupuncteur oculaire, V a effectué une expérimentation active. Son témoignage est réflexif, puisqu'elle revisite son expérience. Mais derrière ce témoignage, on ne trouve pas de théorie structurée ni de synthèse et de généralisation. V ne décrit pas non plus son expérience concrète ou ressentie, de son vécu lors du traitement.

Avant de se rendre à la clinique de l'acupuncteur oculaire pour la première fois, Ingrid, quant à elle, détaille dans son blog sa quête d'information et ses critiques concernant ce traitement spécifique d'acupuncture[98]. Les observations réflexives des témoignages trouvés sur Youtube ainsi que les autres informations trouvées sur Internet lui permirent, à travers une conceptualisation abstraite, de conclure que ce type de traitement pourrait l'aider. Ainsi, elle décida, à son tour, de l'expérimenter activement, en se rendant à la clinique et concrètement, en partageant le vé-

[95] Extrait 16
[96] Extrait 17
[97] Extraits18 et 19
[98] Extraits 16 et 17

cu de son traitement sur son blog. Cependant, elle ne fera qu'énumérer l'amélioration obtenue de sa vision en détaillant les résultats des tests effectués au sein même de la clinique. Elle n'effectuera pas d'observation sur cette amélioration dans son quotidien et ne la fera pas confirmer par une tierce personne.

Ainsi, l'expérience d'Ingrid, tout comme celle de V ne parcourent pas la boucle de Kolb en entier.

De plus, comme je l'ai précisé précédemment [99], l'individu qui analyse son expérience peut être tenté de rendre l'expérience objectivable pour l'adapter à la vérité. Les savoirs expérientiels du patient risquent d'être considérés comme de la pensée magique s'ils ne sont pas assez documentés et complets.

2. Un lieu favorisant la formalisation de l'expérience

Ingrid semble être très connue au sein de la communauté des personnes atteintes de RP et la plupart des personnes qui se sont fait soigner chez l'acupuncteur oculaire en même temps que moi ont lu son blog. Suite au premier traitement qu'elle a suivi chez lui, de nombreuses personnes la contactèrent et réclamèrent plus d'informations concernant ce traitement[100].

Les discussions sur des réseaux d'auto communication de masse, tels que la page Facebook consacrée à la RP, permirent à Ingrid d'effectuer une observation réfléchie. En démarrant une discussion sur cette page, elle posta un lien vers son blog afin de partager ses résultats obtenus lors de son premier traitement[101]. Dans cette discussion, une personne lui demanda si elle avait constaté des amé-

[99] Cf. Partie 2
[100] Extrait 20
[101] Extrait 6

liorations concrètes pouvant confirmer ses résultats positifs obtenus. Ingrid effectua alors une observation réfléchie de son expérience en expliquant ne plus utiliser de lunettes pour lire et mieux voir en périphérie grâce à ce traitement.

De même, Ingrid effectua une observation réfléchie dans son blog en répondant aux questions de ses lecteurs et en précisant avoir constaté un changement dans sa vision au quotidien[102] ainsi qu'une amélioration de son acuité visuelle.

Ainsi, l'expérience d'Ingrid aura parcouru la boucle de Kolb en entier grâce aux interactions de cette bloggeuse avec d'autres malades sur les réseaux sociaux. On observe également une continuité dans son expérience, puisqu'elle décida de poursuivre ce traitement.

C'est donc l'environnement interactif des réseaux sociaux qui permettra aux personnes, à travers le partage de leurs expériences avec ce traitement, de boucler la boucle de Kolb et de faire de ces expériences un savoir.

3. Des communautés d'apprentissage

La page Facebook[103] dont il est question ici, correspond aux trois critères déterminant une communauté d'apprentissages[104] :

- Le domaine de connaissance est l'actualité de la recherche et des traitements concernant la RP.
- La communauté comprend l'ensemble des personnes se sentant concernées par l'actualité de la recherche et des traitements concernant la RP et désirant voir se développer cette recherche de traitement. Il y a partage d'informations, d'articles et d'expériences de soins.

---

[102] Extrait 20

[103] Cette page, décrite plus haut est intiulée « RetinitisPigmentosa, research and treatments »

[104] Communauté d'apprentissage telle que définie en seconde partie de ce travail.

- La pratique partagée fondée sur l'histoire de la communauté est l'échange d'informations et d'expériences concernant les traitements de la RP et une meilleure compréhension de cette maladie. Les connaissances construites par les membres se retrouvent au sein d'un répertoire partagé, grâce à l'historique des discussions.

Cette page Facebook fonctionne uniquement grâce à la participation active et volontaire de ses membres.

Des expériences concrètes et des observations réfléchies multiples

Cette page Facebook est un lieu de partage d'expériences des personnes ayant tenté différents traitements, reconnus ou non par la communauté scientifique. L'expérience avec ce traitement spécifique d'acupuncture pour les maladies de la vue est l'expérience la plus fréquemment partagée. Ce lieu permet aux témoins d'effectuer une observation réfléchie de leur expérience grâce, notamment, aux questions posées par les autres membres du groupe.

Je prendrai ici l'exemple d'une discussion démarrée par F en cours de traitement[105]. Elle démarre la discussion en partageant son expérience concrète et énumère ses résultats obtenus au bout une semaine de soins. Elle effectue ensuite une observation réfléchie sur cette expérience en ré intervenant en milieu de conversation pour préciser qu'elle ne s'est plus cognée ni à un obstacle ni à une personne sur son lieu de travail.

Une autre personne, G, interviendra ensuite pour témoigner que son fils, après avoir suivi ce traitement, pouvait à nouveau voir le tableau de classe, chose impossible depuis plus de deux ans.

---

[105] Extrait 8

Une conceptualisation abstraite grâce à des informations scientifiques et des observations cliniques

Les membres de la page Facebook partagent, après avoir suivi ce traitement spécifique, les observations de leurs ophtalmologistes, tel H[106]. Il démarra une discussion pour partager la réduction de son œdème aux yeux grâce au traitement, diminution qui fut confirmée par son ophtalmologiste. Cette même personne fit déjà part, sur Facebook, de son expérience dans une discussion précédente.

Les membres de cette page échangent également toutes les actualités scientifiques concernant la RP, y compris l'intérêt porté par la science sur ce traitement. Plusieurs personnes publièrent le lien vers l'article scientifique concernant les résultats de la première étude clinique effectuée sur ce traitement.

Ainsi, les observations réflexives des patients ayant fait l'expérience du traitement que je suis personnellement sont confirmées, sur la page facebook, par des informations scientifiques et observations cliniques permettant une conceptualisation abstraite de cette expérience.

Une continuité donnée à l'expérience grâce au partage des expérimentations actives

Dans l'extrait discuté précédemment[107], H effectue une expérimentation active en précisant son projet de poursuivre l'expérience. Il donne, ainsi, une continuité à son expérience. Nous avons vu précédemment qu'Ingrid avait également effectué une expérimentation active et donné une continuité à son expérience en précisant, dans son blog qu'elle allait poursuivre son expérience avec ce traitement, volonté qu'elle partagea également sur cette page Facebook.

---

[106] Extrait 8
[107] Extrait 8

Des méthodes de soins jugées avec rigueur

Un autre acupuncteur tenta de présenter son traitement comme effectif pour la RP sur cette page Facebook, mais les règles posées pas le modérateur du groupe y sont strictes : pas de publicité et promotion à intérêt financier.

Les discussions prenant la forme de publicité et promotion sont supprimées telle celle dont il est question dans l'extrait 9. Cet extrait montre également clairement que les participants réagissent et remettent en question les informations manquant de source scientifique ou de témoignages. Ce sont les personnes ayant suivi le traitement d'acupuncture oculaire qui spontanément postent leur témoignage positif, alors que dans le cas de cet autre traitement, aucun témoignage n'a jamais été posté par des malades.

La méthode d'acupuncture oculaire est également fréquemment critiquée par d'autres membres de la page Facebook, pour son manque de preuves scientifiques, comme dans l'extrait 10.

4. Critiques

Objectivité

Selon le Larousse[108], l'objectivité est la « qualité de quelqu'un, d'un esprit, d'un groupe qui porte un jugement sans faire intervenir des préférences personnelles ».

Les malades se faisant soigner dans cette clinique peuvent ils porter un jugement sur leur traitement sans faire intervenir des préférences personnelles ? Nous souhaitons tous voir notre vue s'améliorer, ce qui peut mettre notre objectivité à défaut. Ainsi, on peut se demander si les malades ayant témoigné de résultats positifs ont pu rendre leur expérience objectivable pour l'adapter à la vérité.

---

[108] Lien Web

Lorsque j'ai commencé à visionner les témoignages de patients sur Youtube, je me suis interrogée sur la possibilité d'un mensonge organisé pour attirer de la clientèle.

L'essentiel des témoignages que j'ai collectés sont subjectifs et moi-même, jusqu'à présent, je n'ai pas de preuve objective concernant l'efficacité de ce traitement sur ma vue. Au bout d'un an et demi d'expérience et après 4 séries de traitements, l'amélioration de mon champ visuel – observée par des tests optométriques - ne s'est pas confirmée, mais mon champ visuel est stable depuis environ deux années. Cette observation subjective n'est pas suffisante pour prouver l'efficacité du traitement sur mes yeux, la RP évoluant de manière très aléatoire.

Ma vision centrale me semble plus claire. Mon observation subjective la plus flagrante est le retour d'une petite vision périphérique qui se maintient environ trois mois après chaque traitement et décline ensuite pour réapparaitre lors des traitements suivants. Mais cette observation subjective, je ne peux pas la prouver à l'aide d'examens objectifs.

Lorsque ma vision périphérique s'améliore, les lumières qui réapparaissent sur mes côtés me surprennent à chaque fois ; comme ce jour où, sous la douche, j'ai aperçu mes bras bouger en me lavant les cheveux ou encore lorsque j'ai remarqué que le pull de la personne assise à côté de moi était rayé. Ce sont ces éléments qui m'encouragent à poursuivre le traitement.

Malheureusement, V ne donne pas de précisions concernant son amélioration de la vue observée par son ophtalmologue. Comment s'assurer qu'elle ne ment pas et ne se ment pas à elle même? Ingrid, quant à elle, ne mentionne aucun rendez-vous chez son ophtalmologue depuis qu'elle se fait soigner par acupuncture.

Rappelons que l'auto-communication de masse est largement incontrôlable[109] ; ce qui explique que les témoignages des patients sont spontanés et incontrôlable. Ainsi la question qui se pose ici concerne la capacité de jugement du malade ; doit on faire confiance aux observations des patients, notamment lorsqu'elles sont multiples et spontanées ?

Mes propres observations de malade furent spontanées, puisque observées à des moments où je ne m'y attendais pas. A présent, Ingrid peut se passer de lunettes pour lire et le fils de G[110] peut à nouveau lire le tableau du fond de sa salle de classe. Comment ces expériences pourraient elles avoir été influencées par la volonté ? A ce jour, je n'ai pas trouvé un quelconque écrit scientifique prétendant que l'effet placébo permette à des personnes de relire sans lunettes.

Des expériences moins positives non partagées

D'autres discussions laissent planer le doute concernant l'efficacité du traitement d'acupuncture oculaire, comme cette discussion démarrée par P et jamais poursuivie[111]. Ce dernier a annoncé son arrivée à la clinique et n'a jamais donné de nouvelles concernant son expérience avec le traitement. Je l'ai contacté personnellement mais sans réponse.

Une autre personne s'étant rendue à la clinique en même temps que moi me contactera en privé pour me faire part de ses doutes concernant le traitement[112]. Son ophtalmologiste venait de lui annoncer que sa vision n'avait pas changé suite au traitement.

Il semblerait ainsi que les expériences positives des malades soient davantage partagées que les négatives.

---

[109] Cf. Partie 2, chapitre IV.
[110] Extrait 7
[111] Extrait 11
[112] Extrait 14

Un réseau parallèle de discussions

Les personnes participant à ce groupe échangent des informations par l'intermédiaire de messages privés tels que dans l'extrait 14. J'ai personnellement discuté, en privé, avec plusieurs membres de cette page, comme cette personne, S, me mettant en garde contre le traitement proposé par l'acupuncteur oculaire[113] ou avec d'autres membres souhaitant en savoir d'avantage sur mon expérience avec le traitement.

Un manque d'organisation dans le répertoire des informations partagées,

Les échanges sur cette page Facebook étant nombreux et l'historique des discussions étant le seul répertoire, il est très difficile d'y retrouver la totalité des informations discutées au fil du temps. Ainsi, peu à peu, ces information sont perdues et peuvent ainsi difficilement être réutilisées et analysées.

5. Analyse

Les expériences des malades ayant tenté ce traitement complètent la boucle de Kolb grâce aux échanges interactifs entre les membres de la page Facebook dédiée à la RP, la recherche et ses traitements. Ainsi, leurs expériences deviennent de réels savoirs profanes.

Je peux en conclure que les réseaux d'auto-communication de masse permettent une formalisation de l'expérience de certains malades en savoirs profanes.

[113] Extrait 12

III. Des savoirs profanes utiles à la science.

1. Des malades à l'origine d'une étude clinique

Initialement, la scientifique - optométriste et responsable de la recherche clinique sur le traitement que je suis – s'intéressa à l'utilisation des médecines complémentaires par les personnes atteintes de RP[114]. Elle leur envoya un questionnaire par l'intermédiaire d'un réseau d'auto-communication de masse nommé « RPlist »[115].

Dans cette étude[116], elle conclut, entre autre, que des séances d'acupuncture auraient été bénéfiques pour la vision de certains participants.

Les patients ayant répondu au questionnaire de cette étude sont dans une démarche d'apprentissages autodidactes, puisqu'ils font partie, de manière volontaire, d'un réseau d'échange d'information concernant les traitements et l'actualité de la recherche scientifique.

2. Les malades, d'utiles intermédiaires

Suite à cette étude, c'est un patient qui donna à la scientifique la référence d'un acupuncteur spécialisé en ophtalmologie et exerçant au Canada. Elle tenta de démarrer un travail en collaboration avec ce dernier, dans le but de tester scientifiquement sa méthode de soin. Malheureusement, cette tentative de collaboration échoua[117].

---

[114] Entretien avec la scientifique, questions 1 et 2.

[115]http://www.dixonvision.com/rplist/, dernière consultation le 26.08.14

[116]http://onlinelibrary.wiley.com/doi/10.1111/j.1444-0938.2007.00224.x/full, dernière consultation le 26.08.14.

[117] Entretien avec la scientifique, questions 2,3 et 4.

Une autre personne atteinte de RP, ayant suivi, dans un premier temps le traitement d'acupuncture proposé au Canada, se fit ensuite soigner à la clinique de l'acupuncteur oculaire. Suivant de près l'actualité des recherches de la scientifique et ayant appris qu'elle n'avait pas pu collaborer avec l'acupuncteur du Canada, cette personne informa la scientifique de son expérience positive avec l'acupuncture oculaire.

Cette personne, après avoir expérimenté le traitement au Canada, effectua une expérimentation active en envisageant de se rendre à la clinique de l'acupuncteur oculaire. Une observation réfléchie de son expérience à la clinique de l'acupuncteur oculaire lui permit de constater l'efficacité de ce traitement. Ce sera une conceptualisation abstraite qui lui permettra de contacter la scientifique et lui proposer de rencontrer l'acupuncteur oculaire afin de collaborer ensemble[118].

D'après l'expérience de cette personne ayant parcouru la totalité de la boucle de Kolb, je peux en conclure que ce sont les savoirs savants de cette malade qui seront utiles aux scientifiques pour démarrer une étude clinique sur le traitement d'acupuncteur oculaire.

3. Analyse

Ce sont des malades qui, dans une démarche autodidacte, vont présenter aux scientifiques les deux personnes traitant la RP via un traitement spécifique d'acupuncture, démarches qui aboutiront à la première étude clinique concernant ce traitement.

[118] Entretien avec la scientifique, question 4.

Je peux en conclure que les savoirs profanes des malades sont une source importante d'information nouvelle pour l'institution de la recherche médicale.

IV. Les malades : d'indispensables intermédiaires.

Comme nous l'avons précisé en première partie de ce travail, selon les exigences internes du monde scientifique, le chercheur doit avoir franchi des étapes - formation universitaire, diplôme de doctorat, recherche, publications, etc.- pour être reconnu, étapes qui protègent le milieu scientifique de l'incompétence et des charlatans. Mais au nom de cette protection, il peut s'avérer que des blocages, des verrous soient installés, et que des personnages hors normes (de par leur formation, comme de par la forme ou le contenu de leur discours) soient tenus à l'écart de la communication scientifique, même si leurs résultats sont dignes d'intérêt, ou peut-être justement parce qu'ils le sont mais mettent en danger un paradigme et le confort ou les intérêts d'une science bien établie.

La médecine non conventionnelle, de son côté, comme nous l'avons détaillé en seconde partie de ce travail, recouvre toutes les pratiques thérapeutiques non fondées sur les données actuelles de la connaissance scientifique et/ou sur des travaux de méthodologie rigoureuse et contrôlée, effectués par des expérimentateurs indépendants de tout intérêt lucratif quelconque.

1. Des médecines mal organisées

Une recherche effectuée en dehors des institutions scientifiques

L'acupuncteur oculaire effectue ses propres recherches de manière indépendante[119], mais, n'ayant pas franchi les étapes à suivre pour devenir un chercheur scientifique, ses travaux de recherche n'ont aucune valeur au regard des Sciences Médicales.

La médecine chinoise, faisant partie des médecines non-conventionnelles, n'est pas organisée autour d'une institution Scientifique et l'institution médicale ne reconnaît pas cette pratique ni son efficacité.

Des discours contradictoires portés par les écoles d'acupuncture et les acupuncteurs eux-mêmes

L'école où l'acupuncteur oculaire a étudié recommande de ne pas traiter les maladies dégénératives de la vue, l'acupuncture n'apportant pas, selon ses enseignants, de bons résultats sur ces pathologies[120].

Les acupuncteurs de ma ville, que j'ai personnellement contactés, ont toujours été sceptiques concernant le traitement que je suis aux Etats-Unis[121]. A l'occasion de discussions sur les réseaux sociaux, une autre personne témoigna s'être entretenue avec un acupuncteur qui lui répondit formellement que la méthode d'acupuncture oculaire ne pouvait en aucun cas être efficace pour traiter la RP[122]. Ingrid, personne tenant un blog ou elle y détaille son expérience avec ce traitement spécifique d'acupuncture, quant à elle, reçut des attaques verbales d'un acupuncteur contre l'acupuncteur oculaire[123].

---

[119] Entretien avec l'acupuncteur oculaire, questions 6,7 et 8.
[120] Entretien avec l'acupuncteur oculaire, question 6.
[121] Extrait 2 de mon histoire de vie.
[122] Extrait 12.
[123] Extrait 21.

Une volonté de maintenir certains traitements d'acupuncture secrets

Le premier acupuncteur spécialisé contacté par la scientifique a refusé de coopérer et de transmettre son savoir aux chercheurs et permettre la mise en route d'une étude clinique. L'acupuncteur oculaire et la scientifique en témoigneront[124].

Une compétition entre praticiens et un risque de malhonnêteté de certains d'entre eux

Certains acupuncteurs, après avoir entendu parler de cette méthode et de son efficacité, prétendent, selon l'acupuncteur oculaire[125] la pratiquer à leur tour sans avoir été formés. Leurs patients contactent ensuite l'acupuncteur oculaire pour lui faire part des mauvaises expériences et comprendre les raisons de l'inefficacité du traitement suivi.

Ce type de témoignage se retrouve sur les réseaux sociaux, et j'ai eu l'occasion de discuter, en privé, avec le frère d'une personne atteinte de RP ayant tenté un autre traitement d'acupuncture censé être bénéfique selon son créateur[126]. Je n'ai jamais lu de témoignages positifs concernant ce traitement, malgré une tentative d'intervention de la part de son fondateur sur la page Facebook[127].

Un manque de communication entre les praticiens

Depuis le début de ce travail, j'ai consulté trois différents acupuncteurs et aucun ne s'est pris la peine de s'informer sur le traitement que je suis ni de contacter son fondateur disposé à leur donner quelques conseils.

---

[124] Entretien avec l'acupuncteur oculaire, question 18 et entretien avec la scientifique, question 4.
[125] Entretien avec l'acupuncteur oculaire, questions 20 et 21.
[126] Extrait 13.
[127] Extrait 9.

2. Deux communautés de soins distantes

L'acupuncture n'étant pas reconnue par la médecine conventionnelle, elle est, la plupart du temps, méconnue de l'institution médicale. Les médecins et spécialistes en ophtalmologie n'ont eu aucune sensibilisation à cette pratique durant leurs études[128]. Ainsi, il devient difficile pour les chercheurs, appartenant à l'institution des sciences médicales, d'envisager une éventuelle efficacité de l'acupuncture et de projeter des études clinique.

De son côté, l'acupuncture n'est pas suffisamment organisée et n'est pas affiliée aux institutions de recherche[129], ce qui, une fois de plus, rend les recherches cliniques sur cette méthode difficiles à effectuer afin de faire reconnaître scientifiquement son efficacité.

Des praticiens ophtalmologues fermés et manquant d'écoute

Il semblerait qu'une partie de la communauté des ophtalmologues refuse de croire ou d'analyser l'efficacité de ce traitement. Je prendrai pour exemple l'extrait 3 de mon histoire de vie où l'ophtalmologue qui me reçut ce jour refusa de comparer mes résultats – après traitement - aux précédents – avant traitement - et refusa tout simplement de communiquer avec moi. L'ophtalmologue d'un des patients de l'acupuncteur oculaire eut le même type de réaction en lui annonçant que sa vision s'était sensiblement améliorée mais en refusant l'idée que cette amélioration puisse provenir du traitement d'acupuncture[130].

La scientifique a su sortir des sentiers battus en s'intéressant déjà aux médecines non-conventionnelles avant de lancer l'étude clinique sur le protocole de l'acupuncteur oculaire, ainsi, elle a su écouter l'expérience

---

[128] Entretien avec l'acupuncteur oculaire, question 15.

[129] Idem.

[130] Entretien avec l'acupuncteur oculaire, question 16.

des patients ayant bénéficié d'un traitement d'acupuncture.

Les ophtalmologistes qui portent un peu d'attention à ce type de traitement de médecine non conventionnelle seraient davantage ouverts d'esprit et moins conservateurs[131].Or, le fait même que tous les médecins ne soient pas prêts à écouter les expériences de leurs patients peut ralentir la circulation de l'information concernant l'efficacité d'une méthode de soins non reconnue et la mise en place d'une étude clinique afin de la faire valider. Cette méthode, initialement découverte en 1984, aura mis presque 30 ans pour qu'une étude clinique soit effectuée.

3. Analyse

La découverte et le développement de ce traitement se sont effectués en dehors des Institutions scientifiques – ou sentiers battus -, la médecine chinoise n'étant pas reconnue par l'institution médicale. La plupart des acupuncteurs et les écoles de médecine chinoise sembleraient, eux même, ne pas connaître cette méthode traitant les maladies de la vue. Il existerait une volonté, chez certains thérapeutes, de conserver cette méthode de soins secrète pour des raisons financières et de notoriété.

Le manque d'organisation et d'institutionnalisation de la communauté des acupuncteurs entraîne une multitude d'informations contradictoires concernant les bénéfices de l'acupuncture pour traiter la RP.

Ainsi, parmi le trio concerné : le malade, l'ophtalmologiste et l'acupuncteur, l'ophtalmologiste ignore et ne reconnaît pas les pratiques de l'acupuncteur, ce dernier ne faisant pas partie de l'institution médicale. Le malade, ayant expérimenté le traitement d'acupuncture,

[131] Entretien avec la scientifique, question 6.

devient le seul intermédiaire possible entre l'acupuncteur et le scientifique pour transmettre des informations et son expérience concernant le traitement.

Une fois de plus, je peux en conclure que les savoirs profanes sont porteurs d'informations importantes pour la recherche scientifique.

V. Conclusion.

Les médecines non conventionnelles, n'étant pas reconnues par la Science, sont basées sur des savoirs profanes de praticiens, qui, en utilisant leur propre expérience et en apprenant de l'expérience d'autres praticiens ou de manière autodidacte, ont découvert des traitements dont l'efficacité serait envisageable. Ce type de médecine non conventionnelle, en se développant en dehors de l'institution des Sciences Médicales est est très peu organisé. Certes, des écoles se développent, mais un manque de coordination et d'échanges au sein des professionnels et enseignants est à l'origine de discours contradictoires. Certains thérapeutes vont jusqu'à garder des méthodes de traitement secrètes pour des raisons financières, afin de conserver leur part de marché. Une absence quasi totale de relations entre l'institution des Sciences Médicales et les médecines non conventionnelles fait du malade le seul intermédiaire possible entre ces deux types de médecine. Les patients discutent de leur expérience de traitements non conventionnels sur les réseaux sociaux. Certains groupes de discussion prennent la forme de communautés de pratique, organisation qui permet une formalisation des savoirs expérientiels de ces malades. Ces expériences deviennent une source importante d'information nouvelle pour l'institution de la recherche médicale et les malades deviennent des intermédiaires indispensables entre les médecines non conventionnelles et la Science.

Conclusion générale

Certains patients, affectés par des maux ou une maladie incurables, se mettent en quête de nouvelles options thérapeutiques. Sur Internet, en s'improvisant chercheurs, ils se confrontent à des informations multiples complexes et contradictoires et se trouvent pris en otages entre, d'un côté, les recommandations médicales officielles (ne leur proposant aucune option thérapeutique) et de l'autre, des promesses thérapeutiques de médecines non-conventionnelles leur redonnant un peu d'espoir. Cette quête n'est pas sans danger, les médecines non conventionnelles étant bien souvent onéreuses, sans garantie de résultats et potentiellement dangereuses puisque non testées scientifiquement et non régulées. Le seul moyen, pour le patient, d'évaluer leur réelle efficacité est de les tester.

Les réseaux sociaux d'auto-communication de masse permettent ensuite à ces malades d'échanger leurs expériences thérapeutiques. Certains de ces lieux virtuels prennent la forme de communautés de patients où les traitements de médecine non conventionnelle sont soumis à la critique et évalués de manière informelle. Derrière ces communautés se cachent de nouveaux savoirs, ceux de potentiels futurs traitements.

Ces patients chercheurs sont le principal lien entre les médecines non conventionnelles se développant en dehors des institutions et les sciences médicales. Bien entendu, leurs savoirs ne permettent pas de valider l'efficacité d'un traitement, les sciences médicales étant les seules habilitées à cette tâche, mais ils peuvent révéler des traitements potentiellement bénéfiques.

A venir

Les savoirs profanes des patients circulent sur les réseaux sociaux d'auto-communication de masse de manière aléatoire et désorganisée. Répertoriés de manière structurée, ils seraient une source d'information importante pour la science mais également pour les patients souhaitant essayer de nouvelles thérapies.

Les informations trouvées sur les réseaux sociaux étant spontanées et incontrôlables elles ne peuvent être soumises à une influence quelconque. Ainsi, en collectant et rassemblant sous la forme de banques de données les expériences des patients chercheurs, nous pourrions créer une méthode d'évaluation de ces médecines. Cette banque de données serait une source d'informations pour les chercheurs en vue de futurs essais cliniques. Elle permettrait également d'informer les patients des potentiels résultats positifs de certaines médecines non conventionnelles et de les protéger en les éloignant de celles non bénéfiques.

Vous pouvez suivre l'évolution de ce projet sur mon blog « Journal d'une patiente »[132]

[132] http://journalpatiente.blogspot.fr/

Références

Beck, Giddens and Lash (1994), A Reflexive Modernization: Politic, Tradition and Aesthetics in Modern Social Order. Cambridge: Polity Press.

Beecher HK (1955), The powerful placebo. JAMA; 159 : 1602-6.

Bézille, H. (2003). L'autodidacte - Entre pratiques et représentations sociales. Paris :L'Harmattan.

Bittner, Gould, Rosenfarb, Rozanski and Dagnelie (2013), *A pilot study of an acupuncture protocol to improve visual function in retinitis pigmentosa patients*, Clinical and experimental Optometry.

Boltanski et Maldidier (1969), La vulgarisation scientifique et ses agents, Paris, Centre de Sociologie EHESS.

Bouchard J.(1999), Famille et savoirs à partager: des intentions à l'action. Apprentissage et socialisation, n° 19.

Bourdieu, P. (1976), Le champ scientifique, Actes de la Rech. en sc. soc. 2 -3.

Broclain D. (2001), La place de la personne hospitalisée dans la décision en cardiologie, Paris, Rapport pour la fondation de l'avenir.

Bronner G, (2009), La pensée extrême. Comment des hommes ordinaires deviennent des fanatiques, Paris, Denoël.

Brougère et Bézille (2007), De l'usage de la notion d'informel dans le champ de l'éducation, Revue française de pédagogie, n° 158, janvier-février-mars.

Buckland and Gann (1997), Disseminating Treatment Outcomes Information to Consumers: Evaluation of Five Pilot Projects. London: King'sfundPublishing.

Canguilhem G (2002), *Thérapeutique, expérimentation, responsabilité.*

Coleman ,Bouësseau , Reis, (2008), Contribution de l'éthique à la santé publique, Bulletin de l'Organisation mondiale de la Santé, vol.86, aout, 577-65, pages 231-232.

G. Carrada (2006), Communicating science, a scientist's survival kit, the European Union.

M. Castels (1996), The Rise of Network Society, Vol. 1, Oxford: Blackwells.

M. Castells (2011), Ni Dieu ni Maître : les Réseaux, conférence, Maison de l'Amérique Latine, 28.06.2011.

Creswell, JW. (2008), Educational Research: Planning, Conducting and Evaluating Quantitative and Qualitative Research; 3rd edition. UpperSaddle River: Pearson.

Derey E, Réflexion sur les Médecines Non Conventionnelles suivies de deux médecines énergétiques : la Médecine Traditionnelle Chinoise et la Trame, thèse pour le diplôme d'Etat de docteur en pharmacie, soutenue le 07.07.2003.

Dewey J. (1968). Expérience et éducation. Paris : Armand Colin. Pp. 68-69

Durkheim E. (1893),De la division du travail social, Paris, Alcan, 1893.

Even et Guiraud-Chaumeil (1996), *Confrontation avec le système de santé américain*. In Les hôpitaux universitaires de l'an 2000. Paris : Prévated.

Fainzang S. (2006), La relation médecins-malades : information et mensonge, Puf.

Feldman J. (2000), Ethique, épistémologie et science de l'homme, l'Harmattan.

Fleiss JL. (1986), The Design and Analysis of Clinical Experiments. New York: John Wiley & Sons.

Fletcher J. (1979), Morals and Medicine. The Moral Problems of the Patient's Right to know the Truth, New Jersey, Princeton University Press.

Frachon I. (2010), Mediator 150mg, Editions dialogues.

Foley G. (2000). Understanding Adult Education and Training. [éd.]Saint-Leonard : Allen & Unwin.

Gerini C. (2005), L'Open Access ou paradigme de l'Accès Ouvert Electronique : les nouvelles technologies de l'information et de la communication au service d'une science libre et transparente, sic_00001425, version 1 – 26 Apr 2005.

Giddens A. (1994) (tr.fr.) [1ère éd. 1990]. Les conséquences de la modernité. Paris :L'Harmattan.

Giddens A. (1991), Modernity and Self-Identity, Cambridge, Polity Press.

Good B.J. (1994), Medicine Rationality and Experience, an Anthropological Prospective. Cambridge UniversityPress.

Hardey M. (2004), Internet et société: reconfiguration du patient et de la médecine? Sciences socialeset santé, 22, 1, 5-20.

Hardey M. (1999), Doctor in the house : the Internet as a source of lay health knowledge and the challenge to expertise, School of Nursing, University of Southhampton, Sociology of Health and Illness Vol.21 No.6 1999 ISSN 0141-9889, pp. 820-835.

Haug M. (1973), Deprofessionalization, an alternative hypothesis for the future. In Halmos, P. (ed) Professionalisation and Social Change. Keele: University of Keele.

Hart FD. (1997), Werner Forssmann (1904-1979), autoexperimenter/ medical martyr: The original cardiac catheterization. J Med Biography;5:120-1.

Hjørland, Birger (2011). Evidence based practice: An analysis based on the philosophy of science. Journal of the American Society for Information Science and Technology, 62(7), 1301–1310.

Horwitz RJ, Horwitz SM (1993): Adherence to treatment and health outcomes. Arch Int Med; 153 : 1863-8.

L'éducation à la santé : vers une démocratie sanitaire, dossier d'actualité veille et analyses, Ifé, Institut français de l'éducation, n°69, décembre 2011,

Jacobi D. (1985), Sémiotique du discours de vulgarisation scientifique, Semen, 2 | 1985, mis en ligne le 21 août 2007, http://semen.revues.org/4291, dernière consultation, le 21.07.15.

Jindal S.K. (2012), Research in Clinical Science, June 11, http://www.medind.nic.in/iae/t12/i3/iaet12i3p175.pdf, dernière consultation le 21.07.15.

Jouet E., Flora L., Las Vergnas O. (2010), Construction et reconnaissance des savoirs expérientiels des patients, Note de synthèse du N°, Pratique de formation : Analyses, N°58/59, Saint Denis, Université Paris 8.

Joyce M. (1995), Of Two Minds, Hypertext Pedagogy and Poetics. University of Ann Arbor, Michigan Press.

Kinnaert P. (2006), Placebo et effet placebo (première partie) : définition, aspects cliniques, mécanismes, Revue médicale de Bruxelles.

Kölb D. (1984). Experiential Learning: Experience as the Source of Learning and Development. Englewoods Cliff: Prentice Hall.

Lazarus A. et Delahaye G. (2007), Médecines complémentaires et alternatives : une concurrence à l'assaut de la médecine de preuves ?Presses de Sciences Po, Les Tribunes de la santé, 2007/2 - n° 15, pp 79 à 94.

Le Coadic R. (2006), L'autonomie, illusion ou projet de société? Article paru dans les Cahiers internationaux de sociologie, volume CXXI, juillet-décembre 2006.

Lecourt D. (2004): *Dictionnaire de la pensée médicale*, sous la direction de D. Lecourt, réed. PUF/Quadrige, Paris.

Le Grand J.L. (2004), Quelle anthropologie en formation d'adultes ? Pratiques de formation/analyses, n° 47, p. 9-53.

Le Grand J.L. (2008), Les histoires de vie comme anthropologie existentielle critique, Conférence du 15 avril, Université Paris 8

Livingstone D. W. (2000). Exploring the icebergs of adult learning : Findings of the first Canadian survey of Informal Learning Practices. The Canadian Journal for the Study of Adult Education, vol. 13, n° 2, p. 49-72.

Mc Kenzie B.C. (1997), Quality Standards for Health Information on the Internet, Sociaty for the Internet in Medicine: Quaterly, Issue 3.

Ménoret M. (1999), Les temps du cancer, Paris, Ed. du CNRS.

Moerman D.E., Jonas W.B.: Deconstructing the placebo effect and finding the meaning response.

Morris LS, Schultz R.M. (1992): Patients compliance on overview. J Clin Pharm Ther; 17; 283-95.

Naylor C.D. (1995), *Grey zones of clinical practice: some limits to evidence-based medicine*. Lancet. 345:840-2.

Pain A.(1989). Place de l'éducation informelle dans l'action éducative. Formation continue et développement des organisations, n° 81, p. 65-72.

Pineau G. et Legrand J.L. (2007), Les histoires de vie, 4e édition, Editions Puf, Coll. Que sais-je ?

Reboule-Toure S. (2004), Ecrire la vulgarisation scientifique aujourd'hui, Science, Média et Société. http://sciences-medias.ens-lyon.fr/IMG/pdf/actes.pdf#page=199

Roqueplo (1974), Le partage du savoir, science, culture et vulgarisation, Ed. du seuil, collection Science ouverte.

Sacks M. (1992), Professions and the Public Interest. London: Routledge.

Sandrin-Berthon, B. (2008). Qui éduque l'autre ? Contact santé, vol. 225, pp. 43-45.

Scheffer P. (2011), La santé publique sous influence des intérêts économiques : rôle de l'esprit critique chez les professionnels de la santé, Doctorant en Sciences de l'Education à Paris8, président de l'ADNC (Association de Diététique et Nutrition Critiques), cycle de conférence-débat travail, économie et éducation populaire, Université Paris 8.

Simmel G. (1964), The secret and the secret society, in the sociology of Georg Simmel, Glencoe (III.), London, The Free Press.

Simon D. ; Traynard P.Y. ; Bourdillon F. ; Gagnayre R. ; Grimaldi A. (2009), Education thérapeutique : prévention et maladies chroniques, Paris, Masson.

Souccar T. Robard I. (2004), Santé mensonge et propagande, arrêtons d'avaler n'importe quoi, Edition du Seuil, Page 22.

Souccar T. (2007), Lait, mensonge et propagande, Thierry Souccar éditions.

Tough A. (1971), The Adult's Learning Projects. A Fresh Approach to Theory and Practice in Adult Learning.Toronto : University of Toronto : Ontario Institut in Studies in Education.

Vincent I. Loaëc A. Fournier C. (2009), Modèles et pratiques en éducation du patient : apports internationaux, 5e journées de la prévention : Paris, 2-3 avril, INPES Editions. Pp. 18-29

Wenger E. (2005). La théorie des communautés de pratique. Apprentissage, sens et identité. Sainte-Foy [Québec] : Presses de l'université Laval.

Williams T. (1982), A Biographical Dictionary of Scientists; editorVesalus: 3rd edition. New York: John Wiley and Sons.

Wyatt S. Henvood Hart A., Platzer H. (2004), L'extension des territoires du patient: Internet et santé au quotidien, Sciences sociales et santé (numéro spécial: les technologies de l'information à l'épreuve des pratiques), 22, 1, 45-68.

L'HARMATTAN ITALIA
Via Degli Artisti 15; 10124 Torino

L'HARMATTAN HONGRIE
Könyvesbolt ; Kossuth L. u. 14-16
1053 Budapest

L'HARMATTAN KINSHASA
185, avenue Nyangwe
Commune de Lingwala
Kinshasa, R.D. Congo
(00243) 998697603 ou (00243) 999229662

L'HARMATTAN CONGO
67, av. E. P. Lumumba
Bât. – Congo Pharmacie (Bib. Nat.)
BP2874 Brazzaville
harmattan.congo@yahoo.fr

L'HARMATTAN GUINÉE
Almamya Rue KA 028, en face
du restaurant Le Cèdre
OKB agency BP 3470 Conakry
(00224) 657 20 85 08 / 664 28 91 96
harmattanguinee@yahoo.fr

L'HARMATTAN MALI
Rue 73, Porte 536, Niamakoro,
Cité Unicef, Bamako
Tél. 00 (223) 20205724 / +(223) 76378082
poudiougopaul@yahoo.fr
pp.harmattan@gmail.com

L'HARMATTAN CAMEROUN
BP 11486
Face à la SNI, immeuble Don Bosco
Yaoundé
(00237) 99 76 61 66
harmattancam@yahoo.fr

L'HARMATTAN CÔTE D'IVOIRE
Résidence Karl / cité des arts
Abidjan-Cocody 03 BP 1588 Abidjan 03
(00225) 05 77 87 31
etien_nda@yahoo.fr

L'HARMATTAN BURKINA
Penou Achille Some
Ouagadougou
(+226) 70 26 88 27

L'HARMATTAN SÉNÉGAL
10 VDN en face Mermoz, après le pont de Fann
BP 45034 Dakar Fann
33 825 98 58 / 33 860 9858
senharmattan@gmail.com / senlibraire@gmail.com
www.harmattansenegal.com

L'HARMATTAN BÉNIN
ISOR-BENIN
01 BP 359 COTONOU-RP
Quartier Gbèdjromèdé,
Rue Agbélenco, Lot 1247 I
Tél : 00 229 21 32 53 79
christian_dablaka123@yahoo.fr

Achevé d'imprimer par Corlet Numérique - 14110 Condé-sur-Noireau
N° d'Imprimeur : 128075 - Dépôt légal : avril 2016 - *Imprimé en France*

www.ingramcontent.com/pod-product-compliance
Lightning Source LLC
LaVergne TN
LVHW021210061026
849535LV00008B/2665
* 9 7 8 2 3 4 3 0 8 8 5 2 5 *